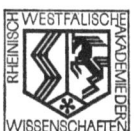

Rheinisch-Westfälische Akademie der Wissenschaften

Natur-, Ingenieur- und Wirtschaftswissenschaften   Vorträge · N 262

Herausgegeben von der
Rheinisch-Westfälischen Akademie der Wissenschaften

EKKEHARD GRUNDMANN

Vorstadien des Krebses

NORBERT HILSCHMANN

Das Antikörperproblem, ein Modell für
das Verständnis der
Zelldifferenzierung auf molekularer Ebene

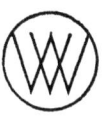

Westdeutscher Verlag

244. Sitzung am 7. Juli 1976 in Düsseldorf

© 1977 by Westdeutscher Verlag GmbH Opladen
Gesamtherstellung: Westdeutscher Verlag GmbH

ISBN-13: 978-3-531-08262-2   e-ISBN-13: 978-3-322-88165-6
DOI: 10.1007/978-3-322-88165-6

Inhalt

Ekkehard Grundmann, Münster/Westf.

    Vorstadien des Krebses 7
    Abbildungen 17

Diskussionsbeiträge
    Professor Dr. med. *Carl Gottfried Schmidt;* Professor Dr. med. *Ekkehard Grundmann;* Professor Dr. med. *Ludwig E. Feinendegen;* Professor Dr. med. *Benno Hess;* Professor Dr. med. *Norbert Hilschmann;* Professor Dr. med. *Otto Wetter;* Professor Dr. med. *Werner Heinrich Hauss;* Professor Dr. rer. nat. *Werner Schreyer;* Dr. med. *Uwe Kindler;* Bergrat a. D. Professor Dr.-Ing. *Otto Dünbier;* Professor Dr. phil. *Maximilian Steiner* 25

Norbert Hilschmann, Göttingen

    Das Antikörperproblem, ein Modell für das Verständnis der Zelldifferenzierung auf molekularer Ebene 35

Diskussionsbeiträge
    Dr. med. *Uwe Kindler;* Professor Dr. med. *Norbert Hilschmann;* Professor Dr. med. *Otto Wetter;* Professor Dr. med. *Benno Hess;* Professor Dr. rer. nat. *Meinhart H. Zenk;* Professor Dr. phil. *Lothar Jaenicke;* Professor Dr. med. *Ludwig E. Feinendegen;* Professor Dr. med. *Carl Gottfried Schmidt;* Professor Dr. phil. *Joseph Straub* ... 43

Vorstadien des Krebses

Von *Ekkehard Grundmann*, Münster (Westf.)

Das Erscheinungsbild der bösartigen Tumoren des Menschen hat sich seit Beginn dieses Jahrhunderts erheblich gewandelt: 1900 starb jeder dreißigste Erwachsene an Krebs, 1975 jeder fünfte. 1925 starben 25% mehr Frauen als Männer an Krebs, 1975 7% mehr Männer als Frauen.

Diese Umwandlung hat Ursachen in der Entwicklung der Medizin, in unserer Umgebung und in unserem Verhalten. Dies äußert sich auch in der Organverteilung der bösartigen Tumoren: Das Magenkarzinom steht heute bei beiden Geschlechtern an der Spitze, beim Mann gefolgt vom Lungenkrebs, bei der Frau vom Brustkrebs, dessen Häufigkeit in den letzten 20 Jahren die des Gebärmutterhalskrebses überholt hat (Abb. 1). Ein weiterer, zunehmend häufiger Tumor ist der Krebs der Vorsteherdrüse des Mannes.

Die Medizin hat prinzipiell drei Möglichkeiten, die *Tumorprävalenz* und damit die *Krebsmortilität* zu senken:

1. Sie kann sich bemühen, die krebserzeugenden Noxen unserer Umwelt weitestmöglich auszuschalten,
2. durch Früherkennungsmaßnahmen kann sie versuchen, die bösartigen Tumoren in einer Phase zu erfassen, die noch gute Therapie-Erfolge verspricht.
3. Noch weiter geht das Vorsorge-Programm: Hier wird versucht, den Krebs *vor* seiner Manifestation zu erkennen und die gefährdeten Stellen zu behandeln, wenn möglich operativ zu entfernen.

Die Ausschaltung der krebserzeugenden Noxen ist ein heute noch weitgehend ungelöstes Problem und überschreitet die Möglichkeiten der Medizin. Hier geht es letztlich um politische Maßnahmen des Umweltschutzes im weiteren Sinne, wobei ich als eine Möglichkeit nur die Erschwerung des Zigarettenkonsums nenne.

Die Krebs-Früherkennung bzw. Krebs-Vorsorge ist dagegen eine Aufgabe der Medizin. Krebs-Vorsorge ist nur möglich, wenn man die Krebs-Vorstadien kennt, und um diese allein bemüht sich der nachfolgende Beitrag.

Biostatistisch spielt heute die Erkennung von *Risikogruppen* eine bevorzugte Rolle. Hierunter versteht man Gruppen von Menschen, die in besonderem Maße in Gefahr stehen, an einem Krebs zu erkranken. So sind generell z. B. alle Menschen jenseits des 50. Lebensjahres zur Risikogruppe Krebs zu rechnen, und das Risiko steigt mit zunehmendem Lebensalter an. Das heißt nicht, daß Menschen unterhalb des 50. Lebensjahres nicht ebenfalls an Krebs erkranken können. Wir wissen, daß sogar Neugeborene bösartige Tumoren aufweisen. Es handelt sich also jeweils um eine statistische Betrachtungsweise, die aber doch einen erheblichen praktischen Aussagewert enthält.

Wir kennen einige wenige Krebsarten, die *genetisch* verursacht sind. So gibt es z. B. eine dominant vererbbare Erkrankung des Dickdarms, die mit multiplen polypösen Vorwölbungen einhergeht, bereits in der Jugend manifest wird und ohne Behandlung spätestens im fünften Lebensjahrzehnt zum Tod an Dickdarmkarzinom führt: Es ist die *Polyposis coli* (Abb. 2). Menschen mit dieser Krankheit müssen früh mit einer totalen chirurgischen Resektion des Dickdarms behandelt werden. Solche Erkrankungen nennen wir „Präkanzerosen".

Eine typische Präkanzerose der Haut ist das Xeroderma pigmentosum, eine Hauterkrankung mit einer charakteristischen trockenen Pigmentierung an denjenigen Körperstellen, die durch Kleidung im allgemeinen nicht geschützt sind. Diese Erkrankung führt regelmäßig zum Hautkrebs. – An den Nervenendigungen der Haut, aber auch an den Nervenstämmen des Rückenmarkes können sich multiple fibromatöse Knoten bilden, die *Neurofibromatosis generalisata* (*Morbus* RECKLINGHAUSEN). Auch diese genetisch bedingte Erkrankung führt zu bösartigen Tumoren.

Andere, *nicht genetisch* bedingte Krankheiten können das Risiko für bösartige Tumoren steigern, und auch diese Patienten müssen wir in die Risikogruppe Krebs einordnen. In der weiblichen Brust ist es z. B. eine mit Zysten einhergehende Erkrankung, die zur Proliferation, d. h. zur gesteigerten Zellteilung, neigt, die sog. *Mastopathia chronica cystica*. Ihre hormonellen Ursachen sind noch nicht geklärt, wie überhaupt bei der Entstehung des Brustkrebses die Hormone sicher beteiligt sind, aber höchstens die Bedeutung von relativ unspezifischen Kofaktoren haben, also sog. Kokarzinogene wirken. Statistisch gesichert ist, daß diejenigen Frauen, welche die erste Schwangerschaft in jungen Jahren erleben, ein wesentlich geringeres Brustkrebsrisiko haben als Frauen, die ihre erste Schwangerschaft nach dem 30. Lebensjahr erleben (Abb. 3). Das Lebensalter ist hier auch nur ein Kofaktor: Die starken Zellteilungen während der Laktations-Vorbereitung verhindern offenbar die Realisation der die Brustdrüse von außen treffenden karzinogenen Faktoren.

Weitere präkanzeröse Krankheiten sind eine mit Geschwüren einhergehende Dickdarmerkrankung, die Colitis ulcerosa, die zum Dickdarmkarzinom prädestiniert, oder die atrophische Magenschleimhautentzündung, die das Entstehen von Magenkarzinomen begünstigt.

Das zweithäufigste Karzinom der Frau, der *Krebs des Gebärmutterhalses*, ist nach heutiger Kenntnis exogen bedingt. Diejenigen Frauen, die sehr früh mit dem Geschlechtsverkehr beginnen und dabei den Partner häufig wechseln, haben die statistisch weitaus höchste Krebsrate; bei Nonnen kommt der Gebärmutterhalskrebs nicht vor.

Aus den bisherigen Ergebnissen wird deutlich, daß die *Epidemiologie* bei dem Studium der Krebs-Ursachen eine zunehmende Rolle spielt. Man muß aber sofort hinzufügen, daß nahezu alle Vorstadien, die wir bei den menschlichen Tumoren kennen, durch entsprechende karzinogene Substanzen im Tierexperiment zu erzeugen sind. Aus dieser *Synopsis von Krebs-Epidemiologie und tierexperimentellen Beobachtungen* haben wir heute gesicherte Erfahrungen über die Vorformen des Krebses, wie aus folgenden vier Beispielen ersichtlich wird.

1. Der *Gebärmutterhalskrebs* beginnt – wie alle anderen Krebsformen auch – nicht aus einer heilen Schleimhaut, sondern hat charakteristische Vorstadien. Die erste ist eine Vermehrung der basalen Epithelzellen des Plattenepithels, welches den Gebärmutterhals auskleidet. Wir sprechen von der „Basalzell-Hyperplasie". Als nächste Phase entwickelt sich die sog. „leichte Dysplasie", d. h., die normale Schichtung des Plattenepithels geht verloren, und es treten unregelmäßig aufgebaute Zellen auf, die sich gehäuft teilen (Abb. 4). Von hier aus gibt es einen fließenden Übergang zur „schweren Dysplasie", bei der unregelmäßig geformte Zellen die gesamte Schleimhaut ersetzt haben. Wenn alle diese Zellen in einer Schleimhaut atypische Krebszellen sind, die Krebszellen aber noch nicht in die Tiefe wuchern, sprechen wir vom „Carcinoma in situ" (Abb. 5). Irgendwann brechen die Karzinomzellen durch die Basalmembran in die Tiefe ein, und dann ist zunächst ein Mikrokarzinom und schließlich ein voll ausgebildetes Karzinom entstanden.

Alle diese Veränderungen kann man auch tierexperimentell erzeugen, z. B. an der Mäusehaut durch Pinselung mit karzinogenen Kohlenwasserstoffen (Methylcholanthren, Benzpyren) oder auch im Rattenvormagen, der wie der Gebärmutterhals von einem nichtverhornenden Plattenepithel überzogen ist. Die hier auftretenden Veränderungen sind weitgehend identisch mit denjenigen, die während der Entwicklung eines Gebärmutterhalskarzinoms beim Menschen auftreten.

Für die Praxis wichtig ist nun die Frage, welches der genannten Stadien noch rückbildungsfähig ist, und in welchem Stadium die Entwicklungsrichtung auf ein bösartiges Wachstum hin irreversibel feststeht.

Sowohl durch epidemiologische Untersuchungen als auch durch die o. g. Tierexperimente wissen wir, daß das sog. Carcinoma in situ die Grenze ist: 50% der Carcinoma-in-situ-Patientinnen erkranken an einem manifesten Krebs. 25% bilden sich im Laufe von Jahren oder Jahrzehnten zurück, und 25% bleiben erhalten, bis die Patientin an einem anderen Leiden verstirbt. Das Carcinoma in situ ist noch kein Karzinom, sondern eine Präkanzerose. Der Ausdruck „Carcinoma in situ" ist also irreführend. Er hat sich aber in der Medizin trotz des Widerspruchs gerade deutscher Krebsforscher durchgesetzt.

Der *Rückgang des Gebärmutterhalskrebses* in den letzten 20 Jahren ist weniger das Ergebnis verbesserter therapeutischer Methoden als das Ergebnis der Krebs-Früherkennung: Durch Abstreichen der oberflächlichen Zellen des Gebärmutterhalses kann man Ausstrichpräparate gewinnen, welche zumindest die Verdachtsdiagnose auf einen bösartigen Tumor ermöglichen. Dieses nach PAPANICOLAOU benannte Verfahren ist heute ein unverzichtbarer Bestandteil der Vorsorgeuntersuchung bei Frauen. Wenn diese Untersuchung lege artis bei allen Frauen jährlich einmal durchgeführt würde, wäre das Gebärmutterhalskarzinom aus unseren Krankenhäusern verschwunden.

Die Feststellung eines atypischen Abstrichepithels führt in der Regel zu einer gründlicheren, meist feingeweblichen Untersuchung der Gebärmutterhalsregion, wobei die Vorformen des Krebses entweder entfernt oder so unter Kontrolle gehalten werden, daß ein breit infiltrierender Krebs gar nicht erst entstehen kann. Dementsprechend zeigen die Ergebnisse der Vorsorgeuntersuchungen eine relative Zunahme der Krebsvorformen (Abb. 6). Von Bedeutung ist, daß in den letzten 10 Jahren auch schon jüngere Frauen, d. h. Frauen zwischen 20 und 30 Lebensjahren, an Gebärmutterhalskrebs erkrankten, weswegen die vom Gesetzgeber z. Z. gestellte 35-Jahres-Grenze, oberhalb der die Vorsorgeuntersuchung für die Patienten kostenlos durchgeführt werden muß, ohne Zweifel überholt ist. Wir fordern: Es gibt keine untere Grenze für die Vorsorge der geschlechtsreifen Frau. Der Grund für die zeitliche Vorverschiebung ist nach den obengenannten Hinweisen auf die Ursachen des Gebärmutterhalskarzinoms offensichtlich. Das Gebärmutterhalskarzinom erfüllt epidemiologisch die Voraussetzungen einer Infektionskrankheit. Wahrscheinlich ist ein Virus beteiligt, nächstliegend Virus der Herpes-Gruppe. Der Beweis hierfür steht allerdings noch aus.

2. Die gleichen Vorstadien wie an der Gebärmutterschleimhaut kennen wir auch von der Kehlkopfschleimhaut. Der *Kehlkopfkrebs* entsteht ebenfalls regelmäßig über bestimmte Vorstadien, die in gleicher Weise bezeichnet werden wie am Gebärmutterhals. Auch hier kennen wir eine Basalzellhyperplasie, Dysplasien, ein sog. Carinoma in situ, das Mikrokarzinom und

schließlich den voll ausgebildeten Krebs. Durch regelmäßige Vorsorgeuntersuchungen von krebsgefährdeten Patienten ist es auch hier theoretisch möglich, diesen bösartigen Tumor zum Verschwinden zu bringen. Die Kehlkopfschleimhaut ist durch entsprechende optische Verfahren heute für den Hals-Nasen-Ohren-Arzt gut einzusehen. Er kann leicht eine Gewebsprobe entnehmen und feingeweblich untersuchen lassen. Aus diesem histologischen Befund ergibt sich dann die Konsequenz seines therapeutischen Handelns. Allerdings fällt die Entscheidung für eine operative Entfernung eines Teiles des Stimmbandes wesentlich schwerer als der Entschluß zur teilweisen Gebärmutterhals-Entfernung. Trotzdem gelten für beide Gewebe die gleichen Bedingungen der Krebsvorsorge.

3. Die relative und absolute Zunahme des *Brustkrebses* der Frau ist z. Z. ein Sorgenpunkt der Vorsorgemedizin. Die Bemühungen, weitere Risikogruppen außer den oben genannten kennenzulernen, haben zu keinen faßbaren Ergebnissen geführt. Weder Ernährungsfaktoren noch Stillgewohnheiten oder die familiäre Belastung geben ausreichende Anhaltspunkte. Erschwerend kommen die relativ schlechten Heilungsergebnisse beim Brustkrebs hinzu: Wenn heute bei einer Frau ein Brustkrebs klinisch festgestellt wird, hat er zu etwa 60% bereits Tochtergeschwülste in den axillären Lymphknoten, und die mittlere 10-Jahres-Heilung liegt bei 15%. Auch hier beobachten wir eine kausal noch ungeklärte Frühverlagerung der Inzidenz: Immer mehr junge Frauen erkranken an Brustkrebs.

Desto wichtiger werden die Bemühungen, hier die Vorstadien zu erfassen. Wie am Gebärmutterhals, kennen wir auch hier außer der oben bereits genannten Mastopathia chronica cystica Zustände mit gutartigen Zellvermehrungen in den Drüsenläppchen, die zumindest die Potenz zur bösartigen Umwandlung in sich tragen. Wir sprechen von einer „Epitheloiosis", d. h. von dicht gelagerten Epithelzellen in den Drüsenläppchen, aus denen statistisch nach 5 Jahren in 10%, nach 15 Jahren in 30% invasive Krebse hervorgehen. Auch im Brustdrüsengewebe gibt es ein „Carcinoma in situ", welches die einzelnen Drüsenläppchen ausfüllt und deshalb „Carcinoma lobulare in situ" genannt wird (Abb. 7). Die Drüsenläppchen sind von dicht nebeneinander liegenden Zellen ausgefüllt, wobei es sich allerdings um Krebszellen handelt, die nur die Grenze der Drüsenläppchen noch nicht durchbrochen haben oder sich in den Milchgängen ausbreiten (Abb. 8).

Auch hier interessiert natürlich die Frage der Reversibilität. Die Beobachtungen beim Menschen sind nur begrenzt auswertbar, da vor Feststellung einer solchen Präkanzerose die befallene Gewebspartie entfernt wurde, ihr weiteres Schicksal in vivo also nicht verfolgt werden kann.

Hier ist eine eben abgeschlossene Studie aus den USA bedeutsam: In den Jahren zwischen 1940 und 1950 kannte man die Bedeutung der oben beschriebenen Vorstadien noch nicht. ROSEN und LIEBERMANN haben im Memorial Hospital in New York die alten Präparate überprüft und 91 sichere Fälle von „Carcinoma lobulare in situ" finden können. Bei 55 dieser Frauen konnte das weitere Schicksal verfolgt werden. 20 von ihnen waren inzwischen an einem Mammakarzinom gestorben, 4 an anderen Leiden, aber bei 21 Frauen war bis zum Zeitraum von 35 Jahren kein Brustkrebs aufgetreten.

Das Carcinoma lobulare in situ der Mamma ist also ebenso wie das sog. Carcinoma in situ des Gebärmutterhalses (siehe oben) noch kein Krebs, sondern nur eine Präkanzerose. Es muß auch hier damit gerechnet werden, daß etwa die Hälfte dieser Patientinnen schließlich an Brustkrebs stirbt.

Tierexperimentelle Untersuchungen weisen in die gleiche Richtung. Man kann bei der Ratte mit verschiedenen karzinogenen Substanzen Mammakarzinome in großer Häufigkeit erzeugen, z. B. mit Benzidin. Die entstehenden proliferativen Veränderungen in der Brustdrüse sind mit denen des Menschen weitgehend identisch (Abb. 9). Wenn man die Zufuhr der karzinogenen Substanzen stoppt, kann die Reversibilität der Veränderung geprüft werden, und auch hier sind die verschiedenen Formen der Epitheliose noch rückbildungsfähig.

Übertragen wir diese Ergebnisse auf die aktuelle Situation, so ergibt sich die Notwendigkeit, die potentiellen Brustkrebskranken in einem Stadium zu erfassen, welches höchstens dem Carcinoma lobulare in situ entspricht, um dieses befallene Gewebsstück aus der Brust operativ zu entfernen, womit in den meisten Fällen eine Heilung möglich zu sein scheint. Allerdings ist es notwendig, die Patientinnen stetig weiter zu beobachten, da beide Brustdrüsen unter den gleichen Einflüssen stehen, die Veränderungen also häufig multilokulär auftreten.

Die Frage ist, wie man die Frauen findet, die ein solches präkanzeröses Stadium in einer ihrer Brüste haben. Notwendig sind Massenreihenuntersuchungen, wie sie in den USA, in Schweden und neuerdings auch in Holland durchgeführt werden. Auf dem 8. internationalen Symposium der Gesellschaft zur Bekämpfung der Krebskrankheiten Nordrhein-Westfalen, welches hier in Düsseldorf Mitte Juni 1976 durchgeführt wurde, haben wir im Kreise internationaler Experten die Möglichkeit des „Mass-Screening" ausführlich diskutiert. Die Ansichten sind noch uneinheitlich: Während die amerikanischen und die schwedischen Zentren, die das Mass-Screening bereits in großem Stile durchführen, davon überzeugt sind, daß sie die Brustkrebsfälle in einer Rate von 4–6%/oo aller Frauen entdecken, und zwar etwa 22 Monate *vor* dem klinisch manifesten Karzinom, überwiegt in Deutschland vielfach noch die Skepsis, ob der finanzielle Aufwand gerechtfertigt ist, ob die organisatorischen Möglichkeiten gegeben sind, und welche Verfahren im einzelnen angewandt werden sollen. Auch das Problem der Strahlenbelastung bei regelmäßiger Röntgenuntersuchung der weiblichen Brust wird von manchen Seiten als bedenklich hingestellt.

Wir sind der Ansicht, daß alle diese Bedenken letztlich nicht ins Gewicht fallen. Geht man davon aus, daß wie bei den Vorsorgeuntersuchungen gegen Gebärmutterhalskrebs etwa 25% der Frauen zu Reihenuntersuchungen kämen, so wären das in der Bundesrepublik Deutschland etwa 4 Millionen Untersuchungen pro Jahr. Da in Deutschland etwa 1200 Mammographiegeräte im Einsaz sind, und da die Strahlenbelastung zumindest bei Frauen jenseits des 50. Lebensjahrs vernachlässigt werden kann, ist bereits mit den jetzt bevorzugten Röntgenuntersuchungen, den sog. Mammographien, eine regelmäßige Reihenuntersuchung durchführbar. Ob durch Reduktion der Strahlenbelastung mit neuen low-dose-Verfahren und vor allem auch mit der Xeroradiographie noch bessere Ergebnisse erzielt werden können, sollte man der Zukunft überlassen.

Die Vorsorgemedizin wird zu Recht von breiten Kreisen der Bevölkerung gefordert. Unsere ärztliche Aufgabe, die Verhütung und Bekämpfung von Krankheiten, weist eindeutig in die gleiche Richtung: Auch beim Brustkrebs ist die Vorsorgeuntersuchung in breitem Rahmen anzustreben. Jeder Todesfall an Brustkrebs – es sind in der Bundesrepublik Deutschland pro Jahr mehr als 10 000 – ist eine Anklage gegen uns Ärzte!

4. Statistisch ist nach dem Magenkarzinom für den Mann oberhalb des 50. Lebensjahres der *Krebs der Vorsteherdrüse* der gefährlichste und häufigste. Untersuchungen an Verstorbenen haben gezeigt, daß bereits in der Altersgruppe zwischen 50 und 59 Jahren 20% aller Männer ein sog. latentes Prostatakarzinom haben, die 80jährigen in etwa 50%. Unter einem „latenten" Karzinom verstehen wir einen voll ausgebildeten Krebs, der jedoch so langsam wächst, daß er noch nicht das umliegende Gewebe zerstört, keine Symptome verursacht und vor allem noch keine Tochtergeschwülste setzt. Es entwickelt sich oftmals im hinteren Lappen der Vorsteherdrüse, so daß man durch die digitale Untersuchung vom Enddarm aus das Karzinom gut tasten kann. Aus diesem Grunde hat der Gesetzgeber die Vorsorgeuntersuchung der Vorsteherdrüse in die Kostenverpflichtung der Krankenkassen übernommen, und zwar bei allen Männern jenseits des 45. Lebensjahres. Allerdings erleben wir hier die traurige Bilanz, daß kaum 10% der Männer von dieser Möglichkeit Gebrauch machen. Das Ergebnis ist, daß die Inzidenz des Prostatakarzinoms mit der zunehmenden Alterserwartung ansteigt. Da-

bei kann heute durch völlig gefahrlose Punktionen oder Probeexcisionen in Zweifelsfällen ein beginnendes Prostatakarzinom relativ leicht festgestellt werden. Auch in der Prostata gibt es eine kontinuierliche Entwicklungsreihe über atypische Zellhyperplasien zu einem „Carcinoma in situ". Auch hier entsteht der Krebs nicht in einem unveränderten Gewebe, und prinzipiell haben wir die Möglichkeit, durch regelmäßige Voruntersuchungen auch dieses gefährliche Karzinom beherrschen zu lernen.

Es ist nicht meine Absicht, mit diesen Ausführungen Angst und Sorge zu verbreiten. Im Gegenteil: Jeder sollte sich seiner eigenen Verantwortung bewußt sein und von den Vorsorgeuntersuchungen weitestmöglich Gebrauch machen. Ich verkenne freilich nicht die Grenze zwischen Polypragmasie und Versäumnis: Man kann vor lauter Vorsorgeuntersuchungen schließlich ein potentieller Kranker werden, und man kann durch Nachlässigkeit an einem Krebs sterben. Hier ist die Freiheit des Einzelnen aufgerufen, die richtigen Entscheidungen zu finden. Ärztlich ist die Krebs-Fährtensuche, d. h. die Suche nach den Vorstadien des Krebses, ein wichtiger Teil der Krebsbekämpfung, wie am Beispiel des Rückganges des Gebärmutterhalskrebses bereits bewiesen werden konnte.

Noch ein Wort zu den Kostenfragen: Einen Krebsfall durch Reihenuntersuchung finden, kostet etwa 1 300 000 DM. Einen Krebskranken behandeln, kostet etwa 2 200 000 DM. Je mehr Vorsorgeuntersuchung betrieben wird, desto mehr Krebsfälle werden gefunden und behandelt. Ein Kostenanstieg ist nicht zu umgehen. Es ist Aufgabe der Politiker, den Stellenwert dieses Kostenanstieges in der Relation zu dem Anstieg der Krebshäufigkeit richtig einzuschätzen und die Konsequenzen zu ziehen. Die Ärzteschaft und die mit der Krebsbekämpfung beauftragten Gesellschaften halten weitere Schritte für dringend erforderlich. Obwohl der Krebs hier in Konkurrenz mit anderen Leiden, wie z. B. Diabetes mellitus, dem Herzinfarkt usw., steht, so bleibt doch die Sonderstellung der Krebskrankheiten unberührt, zumal der Krebs in zunehmendem Maße junge Menschen befällt und gerade diese mit einer nur relativ kurzen mittleren Lebenserwartung rasch von uns nimmt.

Die Kenntnis der Vorstadien des Krebses hat in den letzten 15 Jahren bemerkenswerte Fortschritte gezeigt. Ihre Anwendung in der Praxis kann das Panorama der Krebserkrankungen erneut grundlegend ändern.

Zusammenfassung

Ziel der Krebs-Vorsorge ist nicht nur die Früherkennung, sondern die Erfassung der Krebs-Vorstadien. Das gelingt heute in großem Ausmaße an der Schleimhaut des Gebärmutterhalses. Dort entsteht der Krebs in der Regel durch charakteristische Vorstadien (sog. Dysplasien und das Carcinoma in situ), die selbst noch keine bösartige Tiefeninfiltration aufweisen. Diese Vorstadien können sich wieder zurückbilden, gehen aber in etwa 50% der Fälle in ein Krebswachstum über. Genau die gleichen Bilder treten in der Schleimhaut des Kehlkopfes auf und können auch hier als Vorstadien des Krebses entfernt werden. Der Brustkrebs der Frau nimmt seit etwa 15 Jahren an Häufigkeit zu. Auch hier kennen wir charakteristische Vorstadien, die feingeweblich oder zytologisch erfaßt werden können. Aus vergleichenden Tierexperimenten wissen wir, welche Stadien noch rückbildungsfähig sind und welche irreversibel in das Krebswachstum übergehen. Diese potentiell brustkrebskranken Frauen können nur durch Vorsorge-Reihenuntersuchung entdeckt werden. Ein solches „Mass-Screening" wird in den USA und auch in einigen europäischen Ländern bereits vorgenommen. In der Bundesrepublik Deutschland werden zunächst noch weitere Erfahrungen über die Kosten und die Praktikabilität solcher Reihenuntersuchungen gesammelt. Der Krebs der Vorsteherdrüse des Mannes nimmt ebenfalls an Häufigkeit zu. Im 6. Lebensjahrzehnt haben 20% aller Männer ein sog. latentes Prostatacarcinom, welches aber in der Regel noch nicht wächst und daher auch keine Symptome verursacht. Auch hier ist durch Vorsorgeuntersuchung mit gezielter Gewebs- oder Zellentnahme eine frühe Diagnose möglich. Die Krebs-Fährtensuche ist z. Z. die verläßlichste Methode, die ansteigende Krebshäufigkeit und Krebsmortalität zu senken.

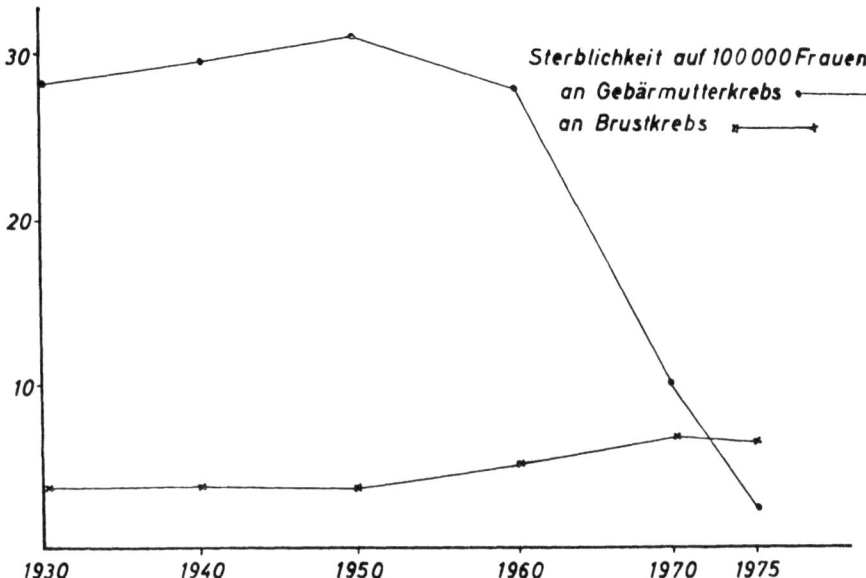

Abb. 1: Mortalität an Gebärmutterkrebs und an Brustkrebs in den Jahren 1930–1975.

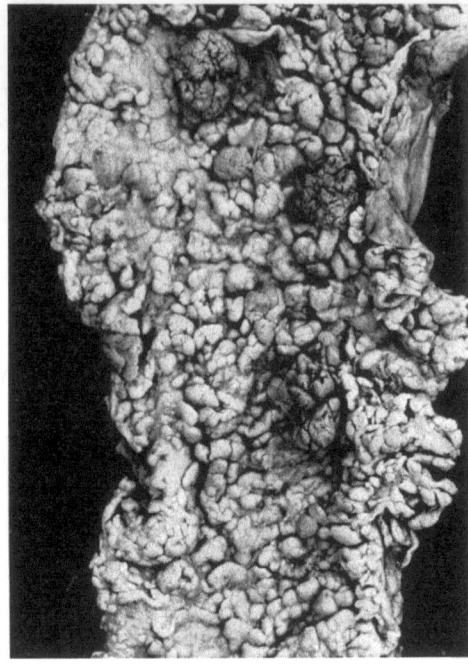

Abb. 2: Dickdarm eines 43jährigen Mannes mit erblicher Polyposis coli und 3 (dunkel gefärbten) Dickdarmkrebsen.

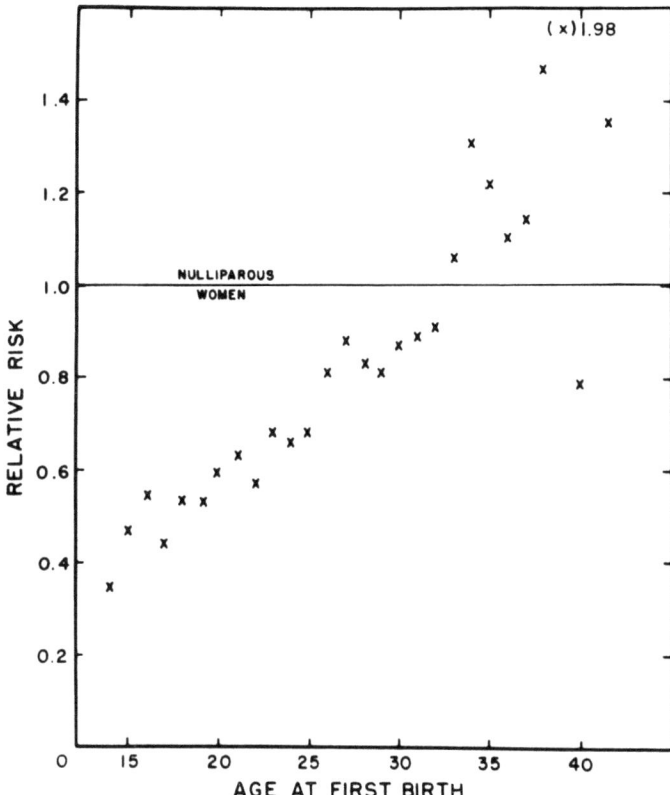

Abb. 3: Relatives Brustkrebsrisiko von Frauen in Abhängigkeit zur ersten Schwangerschaft (Aus: MacMahon u. Mitarb. Bull. WHO 43 (1970), 209).

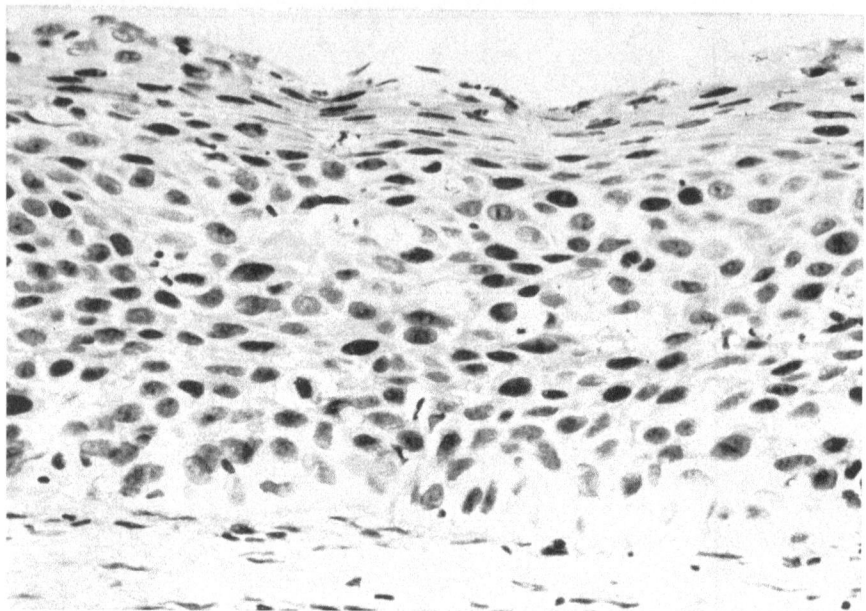

Abb. 4: Dysplasie der Gebärmutterschleimhaut im histologischen Schnitt: Unregelmäßig geformte Zellen bei noch erhaltener Epithelschichtung. Färbung: HE, Vergr. 350fach.

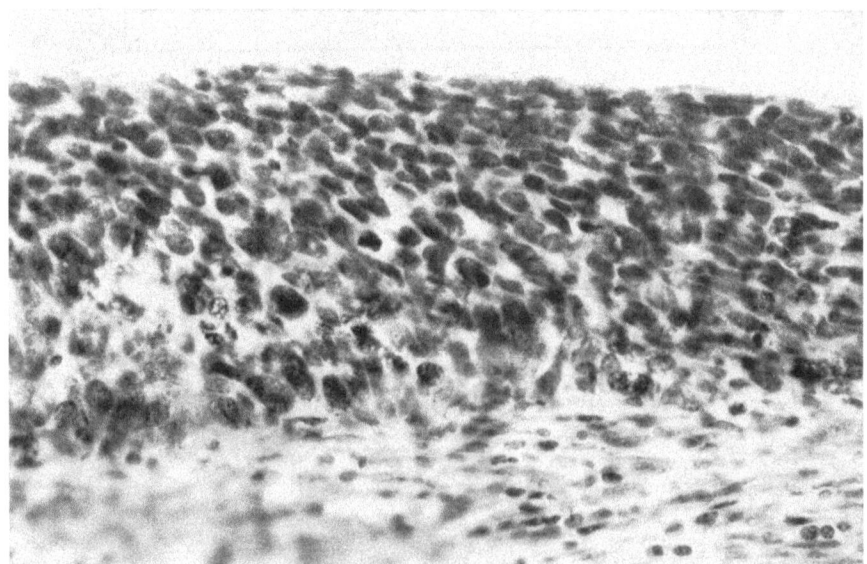

Abb. 5: Carcinoma in situ der Gebärmutterhals-Schleimhaut: Der gesamte Epithelbereich ist von Carcinomzellen ausgefüllt, die aber noch nicht in das angrenzende Bindegewebe infiltrieren. Färbung: HE, Vergr. 350fach.

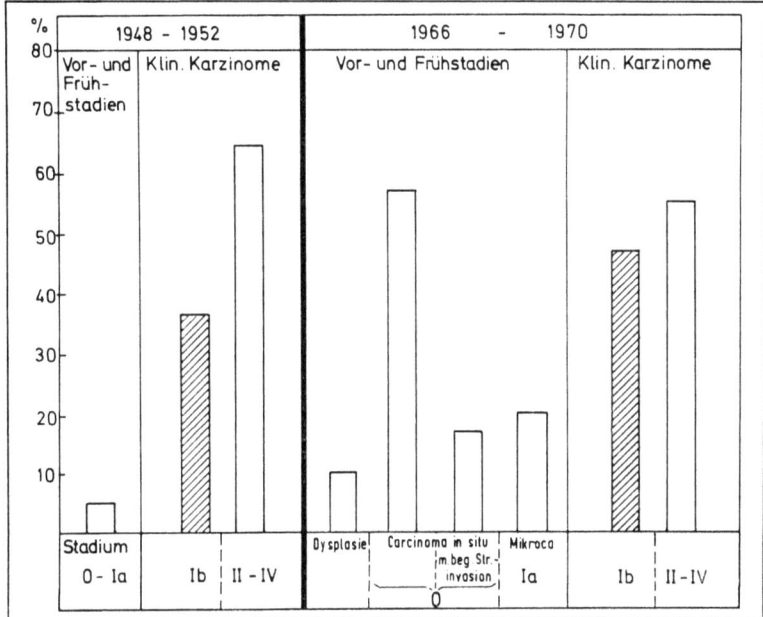

Abb. 6: Vergleich der Häufigkeiten der Vor- und Frühstadien des Gebärmutterhalskrebses und der klinisch manifesten Carcinome der Jahre 1948–1952 und 1966–1970. Stadium 0 – Ia = Vorstadien und Mikrocarcinome, Stadium Ib – IV = manifeste Carcinome (nach Zinser, 1972).

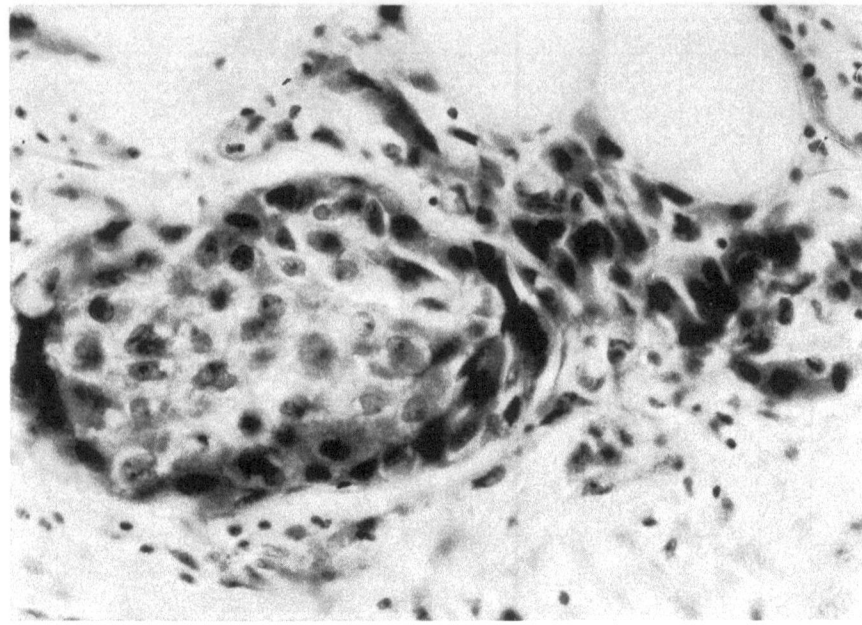

Abb. 7: Intralobuläres Carcinoma in situ der menschlichen Brust. Die Krebszellen füllen Teile eines Läppchens vollständig aus, sind aber noch nicht in die Umgebung infiltriert. Färbung: HE, Vergr. 350fach.

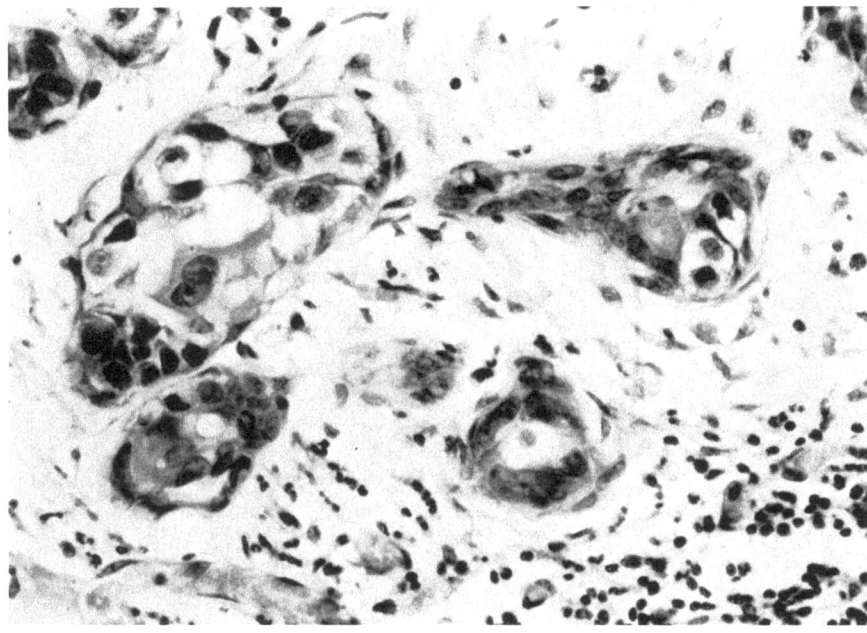

Abb. 8: Intracanaliculäres Wachstum eines Carcinoma in situ: Krebszellen in den Milchgängen einer menschlichen Brustdrüse. Färbung: HE, Vergr. 350fach.

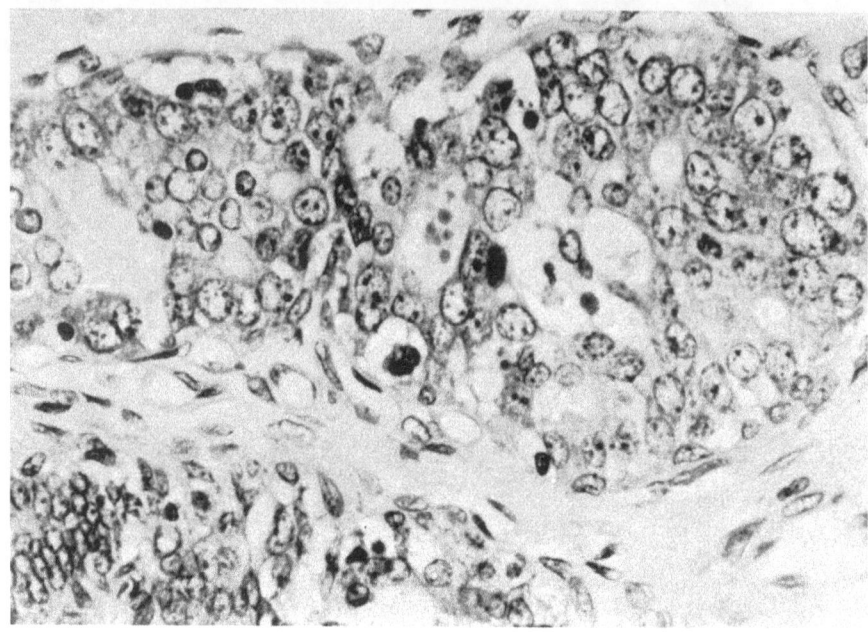

Abb. 9: Histologischer Schnitt aus der Brustdrüse einer Sprague-Dawley-Ratte, 14 Mon. nach wiederholter Benzidin-Injektion: Ausbildung eines Carcinoma in situ. Färbung: HE, Vergr. 280fach (Präp. von Dr. Nienhaus).

Diskussion

Herr Schmidt: Ich darf ein paar Bemerkungen zu dem Begriff der Frühdiagnose anfügen, die sich zum Teil mit dem, was Sie vorgetragen haben, decken, die aber in der Öffentlichkeit falsch dargestellt werden.

Der Ausdruck „Frühdiagnose" ist, wissenschaftlich gesehen, falsch. Das hat auch dazu geführt, daß die großen internationalen Organisationen den Ausdruck early diagnosis vermeiden und ihn ersetzen durch den Ausdruck earlier diagnosis.

Was Sie gezeigt haben, belegt eindeutig, daß, wenn Sie die Überlebenszeit eines Tumors vom Beginn der ersten Tumorzelle bis – unbehandelt vorausgesetzt – zum Tode des Organismus als 100% setzen, die Periode der klinischen Offensichtlichkeit eines Tumors, wenn er die ersten Mikro-Symptome verursacht und entdeckt werden kann, bis zum Tode nur 20% beträgt, das heißt, 80% der Überlebenszeit von fast allen Tumoren verläuft klinisch stumm.

Das, was heute in der Presse und auch von Politikern als Frühdiagnose dargestellt und gefordert wird, ist in jedem Fall eine Spätdiagnose.

Zweitens: Es wäre außerordentlich wichtig im Zusammenhang mit den Befunden, die Sie aus der Literatur über Brustkrebs und viele andere Tumoren gezeigt haben, zu wissen, wo in Zukunft auch aufgrund der technischen Verfahren das Auflösungsvermögen zum Beispiel der verschiedenen Methoden liegen wird.

Ich darf ein paar Zahlen nennen, die das ergänzen. Sie haben die Zahlen der Verdoppelungszeit des Brustkrebses und einen Durchmesser von 1 ccm genannt; dort sei etwa mit einer Zahl von 10^9 Tumorzellen zu rechnen. Dies ist die Auflösungsgrenze eines Röntgenbildes. Es handelt sich jedoch schon um Spätstadien eines Tumors, der auch durch Palpation nicht besser zu erfassen sein wird.

Ich würde die Anregung aufgreifen – ich habe das auch an anderer Stelle so formuliert –, daß wir mit diesem Verfahren nicht an jene Grenze vorstoßen können, die wir als echte Frühdiagnose bezeichnen müssen.

Es ist auch von Herrn Tubiana vor 14 Tagen in Paris auf einer Konferenz vorgetragen worden, daß, wenn man die Verdoppelungszeiten von Lungenmetastasen eines Brustkrebses mißt und auf Null zurückextrapoliert, in der überwiegenden Zahl der Fälle zweieinhalb Jahre vor der Erstdiagnose des Primärtumors die Metastasen abgesiedelt sein müssen. In der Öffentlichkeit wird man es kaum so formulieren, weil das natürlich den negativen Rückschluß in sich birgt, daß die Frühdiagnose nicht erreichbar sei und auch die frühzeitige Operation keine Verbesserung bringe. Andererseits ist festzustellen, daß wir in den letzten 20 Jahren pro Jahrzehnt die therapeutische Prognose um 5% verbessert haben. Dieses Ergebnis ist auf die Tatsache zurückzuführen, daß mehr Fälle im Stadium Steinthal I ohne nachgewiesene Metastasen zur Untersuchung gekommen sind.

Man sollte also, wenn man über Kosten befragt wird, berücksichtigen, daß wir Anstrengungen unternehmen müssen, die Versuche zu fördern, biologische Marker als Frühsymptom zu finden; denn es ist in absehbarer Zeit ausgeschlossen, bei der röntgenologischen Frühdiagnose wesentlich unter 1 ccm oder 10^9 Tumorzellen zu kommen.

Ich möchte Ihnen ein Beispiel nennen. Sie kennen das Chorio-Karzinom, jener sehr seltene Tumor im weiblichen Organismus, der post partum entsteht und bei dem es heute gelingt, durch HCG-Bestimmung, also Chorio-Gonadotropine und die Beta-Subeinheiten, die Empfindlichkeit um drei Zehnerpotenzen zu verbessern, so daß Sie die Diagnostik und Therapie aus dem Labor ableiten können. Vor dem röntgenologischen oder klinischen Nachweis von Metastasen ist es bereits aufgrund des Labortests möglich, die Therapie einzuleiten.

Wenn Prioritäten von Politikern festzulegen sind und die Akademie oder Wissenschaftler um eine Antwort gebeten werden, würde ich eine hohe Priorität der Entwicklung von biologischen Markern einräumen, weil dies, wenn es gelingen würde, einer der wesentlichen Durchbrüche wäre. Mammographien – das wissen Sie ebenso gut wie ich –, die negativ befunden wurden und einen Tumor fälschlicherweise ausschließen, können zum Tode der Patientin führen, weil sie sich in falscher Sicherheit wiegt.

Ich würde also noch einmal sagen, daß erstens der Ausdruck „Frühdiagnose" umstritten ist – er ist wissenschaftlich falsch und wird politisch verwendet – und zweitens Prioritäten gesehen werden sollten in der Entwicklung von biologischen Markern, um die Diagnostik erheblich empfindlicher zu gestalten.

Herr Grundmann: Ich weiß nicht, ob Sie die Guttman-Studie kennen, die wir in diesem Raume vor 4 Wochen diskutierten, und der sich der Kreis der internationalen Fachleute aus den USA, England, Schweden und der Bundesrepublik Deutschland angeschlossen hat. Mithilfe einer kombinierten klinischen und mammographischen Methode kann man das Mammakarzinom der Frau heute statistisch gesehen 22 Monate früher erkennen als mit den bisherigen Methoden. Nach 16jähriger Beobachtung ergab sich eine 5-Jahres-Heilungsquote von 98%. Das ist doch wohl eine überraschende Zahl. Die schwedischen Beobachtungen von LUNDGREN – auf dem gleichen Symposion vorgetragen – decken sich mit den Ergebnissen von STRAX aus dem Guttman-Institut. Nach dem heutigen Stand der Kenntnisse kann man mit verfeinerten röntgenologischen Verfahren schon eine sehr frühe Diagnose stellen, die zumindest in 98% der Fälle eine 5-Jahres-Heilung ermöglicht. Diese Methode haben wir in der Hand, und wir sollten die Möglichkeiten auch in der Bundesrepublik Deutschland nutzen. Ein Krebs, der noch vor Ausbildung von Metastasen diagnostiziert worden ist, kann in toto entfernt werden. Die neuen Verfahren verdienen wohl – auch wissenschaftlich – den Ausdruck „Frühdiagnose".

Ich gebe Ihnen völlig recht: Die Methode der Wahl wäre die Entwicklung von biologischen Markern. Das ist für die Masse der bösartigen Tumoren noch ein Traum. Aber ich könnte mir durchaus vorstellen, daß man auch diesem Ziel sich nähert. Ich habe aus diesem Grunde auf die Möglichkeiten immunologischer Diagnoseverfahren hingewiesen.

Herr Schmidt: Ich habe nicht die Mammographie verurteilt – jeder benutzt diese Methode –, nur die Empfindlichkeit ist nicht ausreichend. Man sollte nur die Prioritäten richtig verteilen; sonst stimme ich zu.

Herr Feinendegen: Sie haben jetzt über den Tumor gesprochen. Ich frage umgekehrt: Was wissen wir schon heute über die Reaktion des Tumorträgers auf den Tumor?

Herr Grundmann: Die Reaktionen des Tumorträgers treten leider sehr spät auf. Es handelt sich um verschiedene Blutparameter, die nicht spezifisch sind, aber gewisse Hinweise liefern. Auch ist ein Krebs leider meist schmerzfrei, oder zumindest nur mit geringen Schmerzen behaftet. Im Gegensatz zu einer Entzündung macht er eben nicht selbst auf sich aufmerksam. Das ist das Dilemma der Krebsdiagnostik.

Herr Feinendegen: Sie haben das gute Beispiel mit den Metastasen im Gehirn gebracht und die Dauer von 26 Jahren angegeben. Da muß doch etwas passiert sein, daß der Tumor ruhig ist. War das eine Eigenschaft des Tumors, oder war es eine Eigenschaft der Organreaktion auf den Tumor?

War das eine „brave" Tumorzelle, oder war der Organismus stark genug, die „böse" Zelle zu beherrschen?

Herr Grundmann: Es liegt nahe, dieses Erwachen der „dormant cells" als ein Versagen der immunologischen Abwehrlage zu interpretieren. Der Beweis ist dafür nicht geliefert worden. Wir wissen nicht, warum schlafende Tumorzellen plötzlich „aufwachen". Ich halte dies für eine der wesentlichen Erkenntnisse der modernen Krebsforschung, daß wir sogenannte latente Karzinome und auch latente Metastasen kennen, die über Jahre oder Jahrzehnte völlig stationär bleiben. Hier steckt noch ein ungelöstes Problem des Krebswachstums im allgemeinen.

Herr Hess: Können Sie noch etwas zu den biologischen Markern sagen? Welche Wege will man dort einschlagen, oder welche Wege schlägt man ein?

Herr Grundmann: Man hat schon mehrere Wege versucht, so z. B. die Gallium-Anreicherung. Am günstigsten ist ja ein Metallion, das selektiv von den Tumorzellen aufgenommen wird und dann z. B. röntgenologisch nachweisbar wäre.

Leider hat die Tumorzelle keine spezifische und absolut sichere biochemische Eigenart im Vergleich zum umgebenden Gewebe, abgesehen von der von WARBURG entdeckten, für die Praxis aber heute noch nicht verwendbaren anaeroben Glykolyse und der starken Proliferationsintensität. Sinnvoll wäre es sicher, z. B. die gesteigerte anaerobe Glykolyse für einen solchen biologischen Marker zu nutzen. Aussichtsreiche Wege hierzu sind mir allerdings nicht bekannt.

Herr Hess: Auch nicht spezifische Antikörper?

Herr Hilschmann: Es ist ja so, daß die Tumoren, von denen Herr Grundmann gesprochen hat, alle kein einheitliches Antigen haben. Es gibt aber Tumoren, insbesondere virusinduzierte Tumoren, bei denen man ein einheitliches tumorspezifisches Antigen kennt. Hier wäre eine serologische Markierung von Tumorzellen möglich, aber bei den spontan entstehenden Tumoren, von denen hier die Rede ist, mit Sicherheit jetzt noch nicht.

Herr Wetter: Es war ja bisher so, daß ein Tumor-Antigen immer relativ unspezifisch war. Das sind also keine spezifischen Marker; sie kommen auch zu spät, um eine Frühdiagnose zu erlauben.

Herr Hilschmann: In diesem Zusammenhang stellt sich die grundsätzliche Frage, was ein tumorspezifisches Antigen eigentlich ist. Prinzipiell gibt es zwei Möglichkeiten. Entweder ist es eine zusätzliche Syntheseleistung der

Zelle, d. h. ein „Plus". Oder die Zelle stellt gewisse Syntheseprodukte, die z. B. für die Kontaktinhibition notwendig sind, nicht mehr her, d. h. es liegt ein „Minus" vor.

Es gibt gewisse Anzeichen dafür, daß es ein „Minus" ist. Tumorspezifische Antigene können nämlich auch bei normalen Zellen auftreten, entweder unmittelbar nach der Zellteilung, oder, wenn man Zelloberflächen mit Trypsin abbaut. Das bedeutet, daß tumorspezifische Antigene u. U. gar nicht tumorspezifisch sind. Diese Problematik muß bei dieser Frage zusätzlich berücksichtigt werden.

Herr Hauss: Wir haben ja heute eine erfreulich große Anzahl von zum Teil auch wirksamen Zytostatika.

Können Sie etwas darüber sagen, wie die Wirksamkeit dieser Zytostatika bei den tierexperimentell erzeugten Präkanzerosen ist? Ist diese Frage serienmäßig kontrolliert?

Herr Grundmann: Die Prüfung von Zytostatika auf tierexperimentell erzeugte Präkanzerosen war ein wichtiges Arbeitsgebiet während meiner Tätigkeit in Elberfeld. Zum Beispiel haben wir versucht, das bei der Ratte erzeugte Carcinoma lobulare in situ zu beseitigen. Diese Präkanzerose hat einen schlechteren therapeutischen Effekt als das fertig ausgebildete Karzinom, wahrscheinlich weil die Proliferationsintensität noch geringer ist. Für die Präkanzerosen ist noch immer die chirurgische Operation das Mittel der Wahl.

Herr Schreyer: Ich möchte gern noch einmal auf die Frage einer möglichen Abwehrreaktion des Körpers in allgemeiner Form eingehen. Wenn eine solche nach dem bisher Gesagten nicht nachweisbar ist, dann wäre die folgende Aussage, die ein Dermatologe mir gegenüber einmal machte, wohl als unrichtig zu bezeichnen. Er sagte mir, daß Allergiker selten vom Krebs befallen würden. Oder stimmt das?

Herr Grundmann: In diesem Pauschalurteil stimmt es nicht. Allergiker erkranken statistisch in gleicher Häufigkeit wie Nicht-Allergiker. Allerdings ist die Lebenserwartung z. B. eines Patienten mit Asthma bronchiale wesentlich geringer als die eines Nicht-Asthmatikers. Auch gibt es relativ wenige Patienten mit einem allergischen Asthma bronchiale, die Zigaretten rauchen.

Ich möchte aber eine andere Beobachtung hier anführen: Beim Erysipel, einer Hauterkrankung durch Streptokokken im Gesicht, verschwindet ein eventuell entstandener Krebs dann, wenn an dieser Stelle das Erysipel sich ausbreitet. Auch dieser Vorgang wird heute oft immunologisch interpretiert. Ich halte es aber für durchaus möglich, daß die Streptokokken einen spezifisch kanzeriziden Effekt ausüben. Wir haben früher ausgedehnte Experimente auf dieser Basis durchgeführt und glauben, einen solchen Effekt auch experimentell bestätigt zu haben. Allerdings gelang es uns nicht, eine entsprechende Wirksubstanz zu isolieren.

Herr Kindler: Könnten Sie uns freundlicherweise etwas über die diagnostische Wertigkeit der Zytologie und Histomorphologie sagen? Könnte man aufgrund eventuell erhellender Beispiele etwas über die Ergebnisse sagen, inwieweit die Zytologie verläßlich ist gegenüber dem histomorphologischen Befund?

Herr Grundmann: Eine höchst aktuelle Frage. Noch vor 20 Jahren hätte jeder Pathologe gesagt: Die Zytologie ist allenfalls eine Möglichkeit für eine Hinweis-Diagnostik. Heute wissen wir, daß die Zytologie bei richtiger Entnahme des Materials absolut sichere Diagnosen liefert, z. B. auch beim Mammakarzinom. Am eindrucksvollsten sind die Ergebnisse bei der Diagnostik des Prostata-Karzinoms: Die histologische Untersuchung von Stanzbiopsien liefert in etwa 30%/o falsch negative Ergebnisse, die richtig ausgeführte Punktion nur in etwa 8%/o. Dies sind Erfahrungen, die zunächst von ZAJICEK in Stockholm vorgelegt worden sind, in unserer Arbeitsgruppe aber von NIENHAUS inzwischen bestätigt wurden. Es gibt also hier – wenn ich das so sagen darf – auch einen Panoramawandel in der Diagnostik. In sehr vielen Fällen benötigt man aber zur Sicherung auch heute noch die Probeexcision. Das gilt insbesondere für die Bronchialkarzinome und für das Portiokarzinom. Gerade bei dem letzteren ist zytologisch nicht zu entscheiden, welches Ausmaß der Tumor hat, d. h., ob es sich noch um ein oberflächliches sog. Carcinoma in situ handelt, oder um einen bereits invasiven Tumor.

Herr Kindler: Besteht keine Gefahr, durch Punktion des Tumorgewebes eine hämatogene oder invasive Ausstreuung des Tumorgewebes zu provozieren?

Herr Grundmann: Diese Frage verneint heute die praktische Erfahrung. Vor etwa 10 Jahren hatte man Sorge, daß bei Probeexcisionen, bei der man ja Blutgefäße und Lymphgefäße eröffnet, Tumorzellen ausgestreut werden. Heute wissen wir, daß die Ausschwemmung von Tumorzellen, ja, der Nachweis von im Blut kreisenden Tumorzellen, noch nichts über das Angehen von Tochtergeschwülsten, also Metastasen, aussagt.

Der Vorgang der Metastasierung hat seine kritische Phase dann, wenn sich die Tumorzellen im Fremdgewebe ansiedeln. Hier spielen Gerinnungsfaktoren eine Rolle sowie das lokale „homing" der Tumorzellen. Was man unter diesem „homing" genau verstehen soll, ist z. Z. Gegenstand intensiver Forschungen. Für die Praxis ist wichtig: Die Ausstreuung von Tumorzellen während einer Probeexcision oder einer Punktion kann heute vernachlässigt werden – abgesehen von den Lokalmetastasen, die oft noch Jahre nach einer Tumorexcision entstehen können.

Herr Wetter: Bei der Demonstration der Bilder der Portio-Abstriche fiel auf, daß auf dem linken Bild, das schon einen Übergang in die Proliferation, in die Tumorproliferation zeigte, ein blauer Farbstoff vorkam. Ist das ein Metachromasie-Effekt, oder ist hier ein anderes färberisches Verfahren angewendet worden?

Herr Grundmann: Hier handelt es sich um zwei verschiedene Farben: Die Basalzellen enthalten viele Zellkerne und färben sich daher mit Hämatoxylin intensiv blau. Der rote Farbstoff zeigt die zunehmende Verhornung des ausreifenden Epithels an.

Herr Wetter: Die andere Frage, die ich gern anschließen möchte, ist: In welchen Stadien der Papanicolaou-Färbung besteht eine Reversibilität? Verträgt sich das, oder steht das in Korrelation mit den Stadien 1 bis 6 hinsichtlich der fehlenden oder nicht mehr möglichen Reversibilität dieser Veränderung, die Sie zyto-morphologisch sehen?

Herr Grundmann: Wie ich ausgeführt habe, ist sogar das sog. Carcinoma in situ in etwa 25% der Fälle reversibel. In der Praxis wird man allerdings darauf nicht bauen und jedes Carcinoma in situ sofort operativ entfernen. Mit der Papanicolaou-Färbung kann man im Prinzip nur Normalzellen, dysplastische Reizformen und Tumorzellen unterscheiden. Nur in ganz wenigen Fällen ist es möglich, auf ein Carcinoma in situ rückzuschließen; man ist aber nie sicher, ob nicht doch ein infiltrierendes Karzinom vorliegt.

Herr Dünbier: Meine Frage läuft weniger auf Ihr Thema im engeren Sinne hinaus, sondern ich hänge sie auf an Ihrer Anmerkung über Kosten der Behandlung.
Die amerikanische Pharma-Gruppe Bristol & Myers hat kürzlich in Moskau einen Vertrag unterzeichnet und die Produktionslizenzen und Vertriebsrechte an einem in der Sowjetunion entwickelten Krebsbekämpfungsmittel erworben, das den Namen „Ftorafur" trägt.

Es wird gesagt, daß sich dieses Mittel in der Sowjetunion und in Japan als geeignetes, erfolgreiches Krebsbekämpfungsmittel erwiesen hat, insbesondere bei Brust-, Magen- und Darmkrebs. Die Amerikaner sagen: Ehe wir das in den Verkehr geben, werden wir eingehende eigene Untersuchungen durchführen, was sicherlich vernünftig erscheint.

Erstens: Ist Ihnen dieser Vorgang bekannt? Zweitens: Wenn ja, was halten Sie davon? Drittens: Ist das wieder einmal eine Ankündigung vom Markt her, die morgen wie eine Seifenblase zerplatzt?

Herr Grundmann: Ich kenne den Vorgang recht genau, weil auch deutsche Firmen nach Moskau eingeladen wurden, um sich die dortigen Ergebnisse anzusehen. Das Präparat ist nicht ausreichend originell.

Bei diesen Verhandlungen hat sich als besonders hemmend herausgestellt, daß die russischen Kollegen kein Milligramm ihres Produktes außerhalb ihres Landes geben können, es sei denn, es sei vorher ein Lizenzvertrag abgeschlossen.

Herr Schmidt: Die Amerikaner haben eine Statistik in einer der neuesten Nummern von „Cancer" vorgelegt, weil das Präparat geprüft worden ist.

Zu den Pressemeldungen: Das Präparat ist eine verspätete Imitation des vor über zehn Jahren in den Vereinigten Staaten entwickelten Antimetaboliten Fünf-Fluoruracil.

Wenn Sie an das Uracil-Molekül denken, ist es schwer, innerhalb des Synthesevorganges anstelle eines Wasserstoffes das Fluoratom in die Fünf-Position einzuführen. Die Syntheseschritte waren kompliziert. Es ist von Ch. Heidelberger in Madison entwickelt worden. Diese Verbindung ist ein überzeugendes Präparat in der Behandlung bestimmter Adeno-Karzinome, auch bei Brustkrebs in der Kombinations-Therapie.

Mit einer Verspätung von über zehn Jahren haben die russischen Wissenschaftler dieses Präparat übernommen und – ich weiß jetzt nicht, ob aus patentrechtlichen Gründen – eine andere Seitenkette eingeführt. Es ist also nichts Neues, sondern man hat eine Entwicklung nachvollzogen, die längst bekannt war. Das Präparat ist etwas weniger toxisch als Fünf-Fluoruracil und weniger wirksam.

Das Präparat ist in keiner Weise in der Lage, mit dem bisherigen Präparat Fünf-Fluoruracil als ein Erfolg konkurrieren zu können. Das steht fest; die Zahlen liegen auf dem Tisch.

Herr Dünbier: Dann stellt sich aber doch die Frage – wenn es so ist, wie Sie es darstellen, daß das Präparat schon vor zehn Jahren bekannt war und keinen Fortschritt darstellt –, daß sich trotzdem eine namhafte Pharma-Gruppe – und Bristol & Myers ist eine namhafte Gruppe in Amerika – um Lizenzen und Vertriebsrechte bemüht. Subjektiv müßte man doch offensichtlich davon ausgegangen sein, daß mehr darin steckt als das, was dem amerikanischen Erfahrungsgut entspricht.

Herr Schmidt: Über die Firma Bristol habe ich keine Informationen. Dazu würde ich keinen Kommentar abgeben. Aber wenn Sie die Zahlen interessieren, das International Cancer Institute hat sie gerade veröffentlicht.

Herr Grundmann: In diesem Zusammenhang sei noch einmal darauf hingewiesen, daß die großen internationalen Firmen, die sich mit der Herstellung von Krebsheilmitteln beschäftigen, durchaus ihre Prüfpräparate sehr früh austauschen. Auf diese Weise werden Doppelentwicklungen vermieden.

Herr Steiner: Als Biologe interessiert man sich für die „magische Zahl" 50. Wenn ich Sie recht verstanden habe, passiert im Stadium des „Krebses in situ" mit 50% Wahrscheinlichkeit irgendetwas, was dazu führt, daß nach einiger Zeit überhaupt nichts mehr nachzuweisen ist. Man könnte an eine „Alles- oder Nichts-Reaktion" denken, wäre nicht eine immerhin recht beträchtliche Zahl von Zellen beteiligt.
Kann man sich unter diesem „Verschwinden" etwas Konkretes vorstellen?

Herr Grundmann: Wie Sie wissen, proliferieren Gewebe, insbesondere diejenigen Gewebe, in denen bösartige Tumoren entstehen. An der Portio uteri ist – wie auch in allen anderen Geweben – die Karzinogenese ein schrittweise vorangehender Prozeß. Der erste Schritt ist die Umwandlung der Zelle in die Krebszelle, der zweite ist ein Wachstumsimpuls, der dritte Schritt ist das Ausbreiten der Zellen in Regionen, in denen normalerweise dieser Zelltyp nicht vorkommt, also das infiltrierende Tiefenwachstum. Wir sprechen von verschiedenen Malignitätsgraden des Gewebes. Zu gleicher Zeit entdifferenzieren sich die Zellen mehr und mehr. Der Krebs ist also nicht ein Ein-Schritt-Prozeß, sondern erfolgt in mehreren Stufen, deren letzte die bösartige Tiefeninfiltration ist. Beim Carcinoma in situ der Portio wird dieser letzte Schritt nur in etwa 50% erreicht. In 25% der Fälle bleibt das Carcinoma in situ erhalten, ohne weiter zu infiltrieren, und in den letzten 25% wird es durch die physiologische Zellmauserung abgestoßen.

Herr Steiner: Beim Laien entsteht nach Ihren Ausführungen der Eindruck, daß unter „Krebs" doch recht verschiedenartige Dinge verstanden werden, daß die Aussage „Krebs" nicht viel präziser ist als „Bakterielle Infektion" oder „Virusinfektion". Ist dieser Eindruck richtig?

Herr Grundmann: Es war genau meine Absicht, das zu sagen: Krebs ist nicht gleich Krebs. Wir kennen Krebsarten – ich darf nochmals auf die Prostata verweisen –, die „wissenschaftlich" voll ausgebildete Krebse sind, in der ärztlichen Praxis aber als Nebenbefund bezeichnet werden können. Ein latentes Prostatakarzinom bei einem Siebzigjährigen darf nicht behandelt werden. Wenn man hier z. B. Zytostatika gibt, besteht die Gefahr, daß der Tumor aus seinem latenten Stadium in ein akutes Wachstumsstadium übergeht.

Die Unterschiede werden noch größer, wenn man z. B. die Knochensarkome einbezieht. Hier gibt es eine ganze Reihe von Tumoren, die wir als semi-maligne bezeichnen, also als halb-bösartige. Sie wachsen lokal bösartig, setzen aber nie Tochtergeschwülste. Je mehr man sich mit dem Krebs beschäftigt, um so relativer werden hier die Begriffe „gutartig" und „bösartig" – wie bei vielen anderen Dingen.

Das Antikörperproblem, ein Modell für das Verständnis der Zelldifferenzierung auf molekularer Ebene

Von *Norbert Hilschmann*, Göttingen

Antikörper sind spezifisch nur gegen das Antigen gerichtet, das ihre Bildung veranlaßt hat. Die Bildung dieser spezifischen Antikörper ist ein Phänomen, das nicht nur für Immunologen und praktizierende Ärzte von Interesse ist. Es ist vielmehr ein Problem von allgemeiner biologischer Bedeutung.

Es stellt sich die Frage, ob diese Immunantwort eine ererbte oder eine erworbene Eigenschaft des menschlichen Organismus ist. Der Anschein sprach zunächst gegen eine Vererbung, da die Produktion des richtigen Antikörpers von Fall zu Fall neu „erlernt" werden muß. Erst wenn sie erworben ist, dann besitzt der Organismus eine Erinnerung an den ersten Kontakt mit dem Antigen und kann nun bei einem zweiten Kontakt mit demselben Antigen schneller, vermehrt und u. U. auch spezifischer mit Antikörperproduktion reagieren. Diese Fähigkeit, die wir auch als „immunologisches Gedächtnis" bezeichnen, bleibt lange Zeit, möglicherweise das ganze Leben, beibehalten.

Als Antigene kommen dabei Bakterien und Viren, Eiweißstoffe, Kohlenhydrate, Nukleinsäuren, ja, fast alle Stoffe der belebten und unbelebten Natur, in Frage. Voraussetzung ist nur, daß es sich dabei um Makromoleküle, und, was noch entscheidender ist, um Stoffe handelt, die vom eigenen Organismus als fremd oder „not self" empfunden werden. Woher weiß aber der Organismus, was „self" oder „not self" ist? Woher kommt die Information für die etwa 1 Million verschiedener Antikörperspezifitäten, die ein Organismus zu bilden vermag?

Ist diese Information nicht vielleicht doch genetisch festgelegt und wird von Generation zu Generation weitervererbt, ähnlich wie das bei den Bauplänen für alle anderen Proteine auch der Fall ist?

Bereits bei der glanzvollen Begründung der modernen Immunologie durch PAUL EHRLICH, EMIL V. BEHRING und KARL LANDSTEINER stand diese Frage im Mittelpunkt des Interesses.

PAUL EHRLICH, der sich als einer der ersten mit den quantitativen Aspekten der Antigen-Antikörper-Reaktion befaßte, entwickelte in seiner „Seiten-Ketten-Theorie" eine Hypothese, wie man sich die Synthese der Antikörper auf zellulärer und molekularer Ebene vorzustellen hatte. Hiermit war er seiner Zeit jedoch weit voraus, denn die Technik war noch nicht so weit fortgeschritten, um dieses Problem experimentell zu klären. Außerdem glaubte man damals in Deutschland, daß alle wesentlichen theoretischen Probleme bereits gelöst seien und wandte sich in der Folgezeit einer rein anwendungsbetonten Immunologie zu. Die chemische, physikalische und genetische Betrachtungsweise trat immer mehr in den Hintergrund. Diese Fehleinschätzung hat sich sowohl für die praktische als auch für die theoretische Immunologie in unserem Lande als sehr nachteilig erwiesen.

Der nächste Anstoß kam von einem australischen Immunologen, Sir MacFARLANE BURNET, der in seiner „Clonal Selection Theory" die antikörperbildende Zelle in den Mittelpunkt der Betrachtungen stellte. Damit sollte zum Ausdruck kommen, daß die Auswahl, welcher Antikörper gebildet wird, auf zellulärer Ebene stattfindet. Für diese Theorie spricht, daß jede antikörperbildende Zelle (= Plasmazelle) nur jeweils *eine* Spezies von Antikörpern herstellt mit *einer* Spezifität und *einer* Struktur.

Das bedeutet aber auch, daß das Antikörperproblem im Grunde genommen ein Problem der Zelldifferenzierung ist. Denn die Stammzelle, aus der diese Plasmazelle hervorgeht, muß ja ursprünglich einmal omnipotent gewesen sein. Die Frage ist dann, ob in dieser Stammzelle die Information für die 10^6 verschiedenen Antikörperspezifitäten im Erbmaterial bereits festliegt und dann jeweils *eine* Spezifität in einer Plasmazelle ausgeprägt wird, oder ob die unterschiedlichen Spezifitäten im Laufe der Differenzierung von der Stamm- zur Plasmazelle neu erworben werden müssen. BURNET neigte der letzteren Möglichkeit zu, obwohl es dafür eigentlich keine Anhaltspunkte gab. Die Frage war nicht zu entscheiden, solange die Struktur der Antikörpermoleküle nicht bekannt war.

Ein weiterer Fortschritt zeichnete sich ab, als Anfang der 60er Jahre von PORTER und EDELMANN unabhängig voneinander erkannt wurde, daß Antikörpermoleküle aus Untereinheiten bestehen. Jedes Antikörpermolekül besteht aus 4 Polypeptid-(Eiweiß-)Ketten, 2 davon haben ein Molekulargewicht von 25 000 (= leichte Ketten), zwei ein solches von 50 000 (= schwere Ketten). Das ganze Molekül hatte die Form eines Ypsilons, wie aus elektronenoptischen Aufnahmen hervorging.

Der weiteren Strukturanalyse stellten sich jedoch außerordentliche Schwierigkeiten entgegen, da experimentell erzeugte Antikörper im allgemeinen ein sehr heterogenes Gemisch darstellen, das eine Strukturanalyse (= Sequenzanalyse) praktisch unmöglich macht. LINUS PAULING, ein berühmter amerikanischer Biochemiker, vertrat in seiner „Faltungstheorie" sogar die Ansicht, daß die Antikörper alle aus den gleichen Proteinketten bestehen, nur die Faltung sei unterschiedlich und diese Faltung bestimme die Spezifität. Wie sich später herausstellte, ist es jedoch gerade umgekehrt, denn gerade die Faltung der Kette ist bei Antikörpern unterschiedlicher Spezifität weitgehend dieselbe, hingegen sind die Ketten oder die Reihenfolge der Aminosäuren in diesen Ketten von Antikörper zu Antikörper verschieden und bestimmen dadurch ihre Spezifität.

Diese Erkenntnis war jedoch erst möglich, seitdem HILSCHMANN und CRAIG für derartige Untersuchungen nicht experimentell erzeugte Antikörper verwendeten, sondern Produkte von Patienten, die an bestimmten Krankheiten des Immunsystems litten. Diese Patienten hatten einen Tumor derjenigen Zellen, die die Antikörper synthetisieren. Da sich diese Tumoren alle von einer Zelle ableiten, sind ihre Produkte, die sogenannten Myelomproteine, im Gegensatz zu den experimentell erzeugten Antikörpern chemisch einheitlich und daher auch einer chemischen Analyse zugänglich. Diese Produkte sind früher für aberrante oder pathologische Immunglobine gehalten worden. Es stellte sich jedoch bald heraus, daß sie das nicht sind, sondern völlig normale Bestandteile des Immunglobulinspektrums, die für das Studium der Antikörperstruktur optimal geeignet waren.

Aufgrund der Sequenzanalyse von zwei solchen monoklonalen Proteinen konnte gezeigt werden, daß Antikörper unterschiedlicher Spezifität auch eine unterschiedliche Aminosäuresequenz aufweisen. Die Strukturen sind nicht total unterschiedlich, sondern homolog, d. h., eine regelmäßig auftretende Grundsequenz ist dadurch verändert, daß eine ganze Reihe von Aminosäuren punktförmig ausgetauscht ist. Ein weiterer wichtiger Befund war der, daß diese Aminosäureaustausche nicht über die ganze Kette verteilt waren, sondern bei den leichten Ketten, die wir damals untersuchten, sich strikt auf die vordere Hälfte der Ketten beschränkten, wodurch das Molekül in einen sogenannten variablen und einen konstanten Abschnitt halbiert werden konnte. Es ist die variable Hälfte, die für die Spezifität der Antikörper verantwortlich ist. Die andere Hälfte zeigt eine identische Aminosäuresequenz für jeden Ketten-Typ.

Dieser Befund, der 1965 veröffentlicht wurde, zeigte an, daß bei den Immunglobulinen das Ein-Gen-Ein-Protein-Dogma" offenbar nicht ohne weiteres anwendbar ist. Die genetische Kontrolle der Immunglobuline mußte also etwas Besonderes darstellen, denn nie war bei einem anderen Protein eine derartige Zweiteilung seiner Struktur beobachtet worden. Auf der anderen Seite war klar, daß hier zum ersten Mal die Möglichkeit bestand, das Antikörperproblem auf molekularer Ebene anzugehen. Angenommen, die Spezifität der Antikörper ist genetisch fixiert, dann müssen diese punktförmigen Mutationen, die für die Variabilität der variablen Teile verantwortlich sind, während der Evolution entstanden sein. Das wiederum mußte im Muster der Variabilität zu erkennen sein, wenn eine größere Anzahl von variablen Teilen in ihrer Struktur bekannt war.

Ich habe nun mit meinen Mitarbeitern SUTER, BARNIKOL, LANGER, PONSTINGL, WATANABE, ENGELHARD, SCHNEIDER und DREKER in den vergangenen Jahren an einer größeren Anzahl von leichten und schweren Ketten die Regeln untersucht, die dieser Variabilität zugrunde liegen. Wir stellten zu unserer großen Überraschung fest, daß das Muster genau dem entsprach, was aufgrund eines evolutionären Ursprungs der Antikörpervariabilität zu fordern gewesen wäre. Die Aminosäureaustausche traten nämlich nicht wahllos auf, wie es zunächst den Anschein hatte, sondern gekoppelt. D. h., daß die Austausche einzelner Aminosäuren, die auf punktförmigen Mutationen beruhen, sich zwangsläufig als eine Sequenz von Punktmutationen erklären lassen, die während der Evolution durch fortlaufende Abwandlung und Vervielfältigung einer allen variablen Teilen gemeinsamen Grundsequenz entstanden sind.

Aufgrund unterschiedlicher chemischer Verwandtschaftsverhältnisse lassen sich die variablen Teile in Familien (sogenannte Subgruppen) ordnen, je nachdem, wie sie in der Stammesgeschichte auseinander hervorgegangen sind. Wir konnten aus diesen Daten Stammbäume aufstellen, die den Weg, den die Evolution gegangen ist, nachvollziehen.

Das bedeutet, daß die Information für die Spezifität der Antikörper genetisch festliegt und von einer Generation auf die andere vererbt wird. Abweichend von allen anderen bekannten Proteinklassen bedeutet es aber auch, daß die genetische Kontrolle für die Synthese der Immunglobulinketten für den variablen und den konstanten Teil getrennt erfolgt, wobei *einem* Gen für den konstanten Teil *viele, möglicherweise tausend,* Gene für den variablen Teil gegenüberstehen, die im Laufe von 300–400 Millionen Jahren durch Evolution entstanden sind.

In dieser *Zweiteilung der genetischen Kontrolle,* die bisher bei keiner anderen Proteinklasse beobachtet wurde, liegt nach unserer Ansicht auch das Geheimnis begründet, wie aus einer omnipotenten Stammzelle, die die Information für alle möglichen Immunantworten bereits enthält, während der Differenzierung eine unipotente Plasmazelle wird. Der entscheidende Schritt ist dabei die Fusion des Gens für den konstanten Teil mit *einem* der vielen variablen Gene. Da das Gen für den konstanten Teil im Erbmaterial nur einmal vorhanden ist, wird sichergestellt, daß auch nur ein variables Gen „angeschaltet" und damit nur *ein* Antikörper mit *einer* Spezifität synthetisiert wird. Ich bin überzeugt, daß diesem Prinzip für irreversible Differenzierungsvorgänge einmal eine ähnliche Bedeutung zukommen wird wie der Operon-Hypothese von JACOB und MONOD für reversible Regulationsmechanismen.

Eine weitere Frage war dann, welche Reste der variablen Teile nun eigentlich für die spezifische Bindung des Antigens verantwortlich sind. Auch hier ließen sich bereits aus dem Studium der Primärstruktur gewisse Voraussagen treffen. Ein Strukturvergleich zeigte nämlich, daß die Variabilität entlang den variablen Teilen nicht gleichmäßig verteilt ist, sondern daß 3 Stellen vorhanden sind, die eine deutlich höhere Variabilität aufwiesen. Diese hypervariablen Stellen sollten somit wahrscheinlich an der Ausbildung der Haftstelle beteiligt sein. Diese Vermutung wurde kürzlich durch röntgen.-kristallographische Studien bestätigt.

Von uns wurde der variable Teil eines Proteins untersucht, das von Herrn Dr. W. PALM in Graz kristallisiert und dessen Aminosäuresequenz von ihm in Göttingen bestimmt wurde. Zur selben Zeit wurde in München im Max-Planck-Institut für Biochemie von Herrn Dr. R. HUBER und seinen Mitarbeitern die Röntgenstruktur dieser Kristalle bestimmt. Aufgrund der Daten konnte für dieses Molekül ein genaues räumliches Modell des Moleküls aufgestellt werden. Es zeigt, daß im variablen Teil die Kette in zwei Ebenen in einer sogenannten Faltblattstruktur angeordnet ist. Die hypervariablen Abschnitte befinden sich dabei aufgrund dieser Faltung alle am oberen Ende des Moleküls. Aus diesen Daten können weitreichende Aussagen über die Haftstelle gemacht werden.

Andere, amerikanische Autoren kamen zu ähnlichen Ergebnissen. Insbesondere konnte gezeigt werden, daß auch die variablen Teile der schweren Ketten eine ähnliche Faltung aufweisen. Die Haftstelle wird somit von den hypervariablen Abschnitten der variablen Teile der leichten und schweren Kette gebildet, wobei zwischen den beiden Ketten eine etwa 15 Å breite Grube entsteht, in die das Antigen hineinpaßt. Die Spezifität eines Antikörpers wird folglich dadurch bestimmt, welche Aminosäureseitenketten die Wandung dieser Grube auskleiden bzw. in sie hineinragen.

Diese hier geschilderten Strukturen gelten für Antikörper, die bereits von den Zellen sezerniert sind. Woher weiß aber die antikörperbildende Zelle, welchen Antikörper sie auf einen antigenen Reiz hin zu bilden hat? Sie weiß es über Rezeptoren, die sich auf der Zelloberfläche befinden. Wobei sich, eigentlich gar nicht so sehr überraschend, herausstellte, daß diese Rezeptoren nichts anderes sind als die Antikörper selbst.

Ich habe erst kürzlich mit meinen Mitarbeitern BARNIKOL, BARNIKOL-WATANABE, BERTRAM, HORN und LAURE die Struktur eines solchen Antikörpermoleküls vom IgM-Typ aufgeklärt, wobei es sich um das größte globuläre Protein überhaupt handelt, dessen Struktur bekannt ist. Das Molekül hat ein Molekulargewicht von 1 Million und besteht aus 5 Untereinheiten, die wiederum aus 2 leichten und 2 schweren Ketten bestehen. Insgesamt sind in diesem Molekül 7850 Aminosäure-Reste enthalten. An der Aufklärung dieser Struktur wurde über 5 Jahre gearbeitet.

Dieses Molekül steckt in der Zellmembran und wartet darauf, daß ein Antigen kommt. Dabei ist es nicht so, daß sich die Spezifität nach dem Antigen richtet, sondern vielmehr umgekehrt: Das Antigen sucht so lange, bis es eine Zelle findet, die einen zu ihm passenden Rezeptor trägt. Die Auswahl an diesen Zellen ist sehr groß, es finden sich etwa 10^{12}, also eine Billion solcher Zellen in unserem Körper im Knochenmark, in den Lymphdrüsen, der Milz und anderen lymphatischen Organen. Diese Zellen sind bereits vorhanden, bevor das Antigen auf der Bildfläche erscheint. Antikörper werden noch nicht gebildet, alle Möglichkeiten sind noch offen, das immunologische Gedächtnis wurde noch nicht in Anspruch genommen.

Wenn dann aber das Antigen eine Zelle mit einem Rezeptor, der zu ihm paßt, gefunden hat, dann beginnt der Lernprozeß, der sich zunächst darin ausdrückt, daß diese Zelle aus ihrem Dornröschenschlaf erwacht und sich teilt. Natürlich wird nicht nur eine Zelle angesprochen, sondern mehrere, die aber alle für das eingedrungene Antigen spezifisch sind und wobei auch mehrere Zellteilungen aufeinanderfolgen, so daß am Ende dieses Teilungsprozesses eine große Anzahl dieser Zellen vorliegt, alle spezifisch für das eine Antigen. Zugleich werden in diesen Zellen immer neue Rezeptoren gebildet, die in das Serum abgegeben werden, dort dann zum ersten Mal als Antikörper nachweisbar sind, dort auch mit dem Antigen reagieren und so dessen Beseitigung einleiten. Wenn dieses Ziel erreicht ist, läßt die Antikörperproduktion nach, die Zellen bilden sich zurück, werden auch weniger an der Zahl, aber der Anfangszustand wird nie mehr ganz erreicht. Mit anderen Worten, wird nun erneut mit demselben Antigen immunisiert, dann liegt von vornherein eine andere Ausgangssituation vor. Das Antigen trifft nun nicht nur auf einige Zellen, sondern auf 100- bis 1000mal mehr Zellen als bei der Erstimmunisation. Die Zeit, die zu verstreichen hat, bis es zu einer Antikörpersynthese kommt, ist jetzt wesentlich kürzer, es entstehen gleichzeitig auch viel mehr Zellen, die zur Antikörpersynthese befähigt sind. Das immunologische Gedächtnis ist somit nichts anderes als ein Mengenproblem, nämlich abhängig von der Anzahl der Zellen, die für ein ganz bestimmtes Antigen zur Verfügung steht.

Die Anzahl der Zellen insgesamt ist so groß, daß für jedes nur mögliche Antigen ein passender Rezeptor oder Antikörper vorhanden ist, auch gegen solche Antigene, die unter natürlichen Lebensbedingungen nicht vorkommen. Die Selektion im Laufe der Stammesgeschichte findet nicht gegenüber einem ganz bestimmten Antigen statt, sondern gegenüber einer optimalen Menge von Antikörperspezifitäten, die ein Individuum zu produzieren vermag. Hier hat die Natur offenbar dafür gesorgt, daß immer eine genügende Zahl von spezifischen Antikörpermolekülen zur Verfügung steht.

Die Information für alle diese Spezifitäten ist im Erbmaterial niedergelegt. Für Modelle, die dem Immunsystem eine gewisse Plastizität zuschreiben und denen auch JACQUES MONOD in seinem Buch „Zufall und Notwendigkeit" anhängt, ergibt sich kein Anhalt. Die Spezifität ist eine ererbte, keine erworbene Eigenschaft. Die immunkompetente Zelle sieht im Prinzip so aus, wie sie PAUL EHRLICH 1900 in seiner Seitenkettentheorie vorgeschlagen hat.

Aufgrund dieser Erkenntnisse aus der Grundlagenforschung ist es nunmehr möglich, auch so komplizierte immunologische Vorgänge, wie sie sich z. B. bei der Transplantatabstoßung oder bei den Autoimmunkrankheiten abspielen, in den ersten Ansätzen zu verstehen. Dieses Verstehen ist aber die notwendige Voraussetzung, um eines Tages vielleicht auch diese unerwünschten Nebenwirkungen der Immunität therapeutisch zu beherrschen.

Diskussion

Herr Kindler: Sie haben die monoklonalen Gammopathien angesprochen. Sie sind nicht Ausdruck von spezifisch pathologischen Immunglobulinen. Gibt es aber Hinweise auf das Vorliegen spezifischer Antigene, die zur Bildung der Immunglobuline bei monoklonalen Gammopathien führen?

Die zweite Frage wäre, in wieweit mit Ihrem Modell zum Beispiel das manchmal zu beobachtende gleichzeitige Auftreten von freien L-Ketten bei monoklonalen Gammopathien zu deuten ist? Sind alle Immunglobuline dann Antikörper? Es gibt ja entsprechende Untersuchungen, die durch in vitro Untersuchungen gefunden haben wollen, daß nicht nur ein spezifischer Antikörper, sondern auch ein anderes Immunglobulin produziert werden kann.

Wir erleben das manchmal zum Beispiel bei bestimmten Lebererkrankungen, wo wir meinen, daß ein bestimmter Immunglobulin-Verlauf, ohne daß man einen Hinweis auf eine spezifische Antigen-Antikörper-Reaktion hat, typisch wäre. Dabei haben wir massive Erhöhungen der Immunglobuline. Können wir das irgendwie mit den von Ihnen vorgetragenen Vorstellungen mit der Determinierung der Immunglobulinproduktion in Einklang bringen?

Herr Hilschmann: Ihre erste Frage gilt der Antigenspezifität in Myelomproteinen. Diese Proteine wurden früher u. a. auch deshalb als pathologisch angesehen, weil man annahm, daß ihnen kein Antigen zuzuordnen wäre.

Inzwischen gibt es jedoch eine ganze Reihe von Myelomproteinen bzw. Waldenströmschen Makroglobulinen, für die das entsprechende Antigen bekannt ist. Es gibt z. B. eine überraschend große Anzahl von monoklonalen Immunglobulinen, die gegen die Dinitrophenyl-Gruppe bzw. gegen Phosphorylcholin gerichtet sind. Diese Erkenntnis ist das Ergebnis einer systematischen Testung einer großen Anzahl von Immunglobulinen auf diese Spezifität. Hierbei stellt sich allerdings immer die Frage, ob ein Antikörper, der Anti-DNP-Spezifität besitzt, auch tatsächlich, d. h. ursprünglich, gegen DNP gerichtet ist. Wahrscheinlich ist diese Frage jedoch falsch gestellt, da es *den* spezifischen Antikörper gegen ein ganz bestimmtes Antigen gar nicht gibt. Es ist jeweils das Immunglobulin spezifisch, das gegenüber einem bestimmten Antigen eine hohe Assoziationskonstante hat. Das kann das betreffende Myelomprotein sein, aber auch ein anderer Antikörper.

Neuerdings ist es nach Kenntnis der Röntgenstruktur der Immunglobuline sogar so, daß aufgrund der Kenntnis der genauen Struktur der Haftstelle ein Antigen ausgewählt werden kann, das dort optimal hineinpaßt und infolgedessen auch eine hohe Assoziationskonstante besitzt.

Ihre zweite Frage richtete sich auf das gleichzeitige Auftreten von freien L-Ketten neben den Myelomproteinen, verbunden mit der Frage, ob *alle* Immunglobuline Antikörper sind. Hierzu muß zunächst gesagt werden, daß auch normalerweise L-Ketten im Überschuß gebildet werden und im Urin nachgewiesen werden können. Beim Plasmazytom werden allerdings oft große Mengen der L-Ketten gebildet, die dann als Bence-Jones-Proteine im Urin auftreten. Manchmal werden auch nur L-Ketten gebildet, also keine Myelomproteine. Die Ursache dieser Entkoppelung ist unbekannt. Sie läßt sich aber im Experiment, d. h. in der Zellkultur, wiederholen.

Andererseits gehen wir aber davon aus, daß *alle* Myelomproteine auch Antikörper sind. Oft ist nur das zugehörige Antigen nicht bekannt. Es könnte aber gefunden werden, wenn man systematisch danach sucht.

Herr Wetter: Eigentlich müßte man bei Ihrem Modell der Antigen-induzierten klonalen Selektion und Differenzierung annehmen, daß die Gedächtniszellen Rezeptoren vom IgG-Typ haben. Stimmt das eigentlich?

Die zweite Frage wäre eine allgemeine, vielleicht ein wenig spekulative Frage, zurückführend auf die Rezeptorenausstattung der Zelle. Können Sie sich vorstellen, daß es einen Bindungsmechanismus, einen Rezeptor von Nicht-Immunglobulin-Natur gibt?

Sie wissen wahrscheinlich um dieses große Dilemma der T-Zellen-Rezeptoren, die ja sehr spezifisch und von großer Affinität sind, die man aber bisher nicht eindeutig hat identifizieren können.

Herr Hilschmann: Zu Ihrer ersten Frage möchte ich zunächst etwas klarstellen, wobei ich allerdings glaube, daß die Frage von Ihnen nicht so gemeint war.

Der Differenzierungsvorgang, den ich geschildert habe, ist nicht vom Antigen induziert. Die Differenzierung der Stammzelle in eine antigensensitive Zelle ist abgeschlossen, bevor das Antigen auftaucht.

Herr Wetter: Meine Frage bezieht sich auf die Sekundärantwort.

Herr Hilschmann: Es stimmt, daß im allgemeinen die Sekundärantwort einer Immunreaktion zu einer vermehrten IgG-Produktion führt, woraus zu schließen ist, daß auch die Gedächtniszellen Rezeptoren vom IgG-Typ tragen. Auf der anderen Seite gibt es aber auch Immunreaktionen, wo der Übergang von IgM- zur IgG- bzw. IgA-Produktion ausbleibt. In diesem Fall muß auch die Gedächtniszelle einen IgM-Rezeptor tragen. Deswegen kann man hier eine generalisierende Antwort nicht geben.

Herr Wetter: Rein statistisch müßte man vielleicht erwarten, daß die Gedächtniszellen doch häufiger IgG-Rezeptoren haben, sie haben aber überwiegend IgM-Rezeptoren, wenn ich richtig informiert bin.

Herr Hilschmann: Sie haben beides, wobei die Art des Rezeptors sicher von Antigen zu Antigen verschieden ist.

Herr Wetter: Ich wollte Sie nach dem T-Zellen-Dilemma fragen. Wir haben möglicherweise einen Bindungsmechanismus an diesen Zellen, dessen Rezeptor nicht ein IgG-Molekül ist.
Da möchte ich einmal hören: Ist so etwas überhaupt denkbar, und auf welcher Ebene könnten Sie sich andere Rezeptoren, die derartig wirksam sind, vorstellen?

Herr Hilschmann: Bei dem Rezeptor, von dem in meinem Vortrag die Rede war, handelt es sich um den Rezeptor von B-Zellen. Nur dieser wird später in Form von Antikörpern sezerniert. Daneben gibt es noch die T-Zellabhängige Immunität, die ebenso spezifisch ist, die ebenfalls von membrangebundenen Rezeptoren vermittelt wird, die aber im Gegensatz zu den B-Zellen nicht sezerniert werden.
Naturgemäß ist es wesentlich schwieriger, über membrangebundene Rezeptoren eine Aussage zu machen. Bis jetzt steht jedoch fest, daß es sich dabei um ein Protein handelt, das zumindest aus einer den H-Ketten ähnlichen Polypeptid-Kette besteht. Serologisch zeigt diese Kette keine Kreuzreaktionen mit einer der bekannten H-Ketten, zeigt aber offensichtlich die gleiche idiotypische Spezifität, wie sie auf den H-Ketten V-Teilen gefunden wird. Das könnte ein Hinweis dafür sein, daß der V-Teil der H-Kette für B- und T-Zellen derselbe ist, daß aber ein neuer, bisher unbekannter Ketten-Typ auftritt. Um endgültige Aussagen machen zu können, müssen jedoch mehr Daten vorhanden sein.

Herr Hess: Es gibt doch viele Rezeptoren auf der Zelloberfläche. Muß man denn unterstellen, daß sie alle die gleiche Struktur haben?

Herr Hilschmann: Nein, aber man hätte natürlich gerne, daß die Rezeptoren der T-Zellen etwas ähnliches sind wie die Immunglobuline. Für den Biologen wäre das sehr befriedigend, aber es braucht durchaus nicht so zu sein.

Herr Wetter: Man hätte vielleicht vom Gedächtnismechanismus her die Berechtigung, solch eine Spekulation zu wagen, denn die T-Zellen sind Erkennungszellen und lösen einen Immuneffekt aus.

Herr Hilschmann: Es gibt Befunde von EICHMANN, damals noch am Genetischen Institut der Universität zu Köln, die darauf hinweisen, daß die variablen Teile der H-Ketten für ein ganz bestimmtes Antigen in B- und T-Zellen identisch sind. Es handelt sich aber nicht um einen Strukturbeweis, sondern um eine indirekte, serologische Beweisführung. Der konstante Teil soll einem anderen, bisher noch unbekannten Ketten-Typ angehören, außerdem wurden bisher auch keine L-Ketten nachgewiesen.

Herr Zenk: Eine Frage zum Erkennungsmechanismus. Im Normalfall ist es ja so, daß eigentlich nur Moleküle mit dem Molekulargewicht von mehr als 1000 antigen wirken. Nun kann man ja kleinere Moleküle an ein Protein-Molekül anheften, diese injizieren, und man bekommt dann einen außerordentlich spezifischen Antikörper gegen dieses Hapten. Dieser Antikörper kann so spezifisch sein, daß man an diesem Hapten eine OH-Gruppe, ja sogar die Stellung der OH-Gruppe (axial oder äquatorial) erkennen könnte.

Wie muß man sich das jetzt rein mechanistisch vorstellen? Eine solche OH-Gruppe ist ja eine außerordentlich winzige Fläche. Sie haben zwar die Tasche in dem Antikörper angesprochen, aber wie kann die Tasche unterscheiden, ob dort jetzt ein Geldbeutel oder eine Puderdose hineinkommt? Das ist von der Flächengröße dieser molekularen Gruppe her außerordentlich schwer verständlich. Wie erkennt das der Antikörper?

Herr Hilschmann: Der Antikörper erkennt nicht anders als ein Enzym. Auch die Proteasen Pepsin, Trypsin und Chymotrypsin spalten nur Proteine, die sich aus L-Aminosäuren zusammensetzen. Eine D-Aminosäure würde in das aktive Zentrum nicht hineinpassen.

Es ist ja nicht so, daß es keine Antikörper gegen andere isomere Formen gibt. Die lassen sich erzeugen. Nur: Ein Antikörper, der für eine Form spezifisch ist, ist nicht auch gleichzeitig spezifisch für die andere. Wenn man sich die räumliche Struktur z. B. von zwei sterischen Isomeren ansieht, wird man bemerken, daß diese ganz anders aussieht.

Herr Zenk: Sie haben dann aber doch verschiedene Isomere. Man muß also mit Antikörper-Populationen rechnen, die anders als Enzyme die Gestalt eines Moleküls wahrnehmen könnten.

Herr Hilschmann: Im Gegenteil. – Sowohl die Enzyme wie auch die Antikörper nehmen ausschließlich die äußere Gestalt eines Moleküls wahr. Das geht schon auf Untersuchungen von K. Landsteiner zurück. Wird z. B. ein Antikörper gegen die p-Azo-Toluol-Gruppe hergestellt, so reagiert dieser Antikörper auch noch, wenn auch schwach, mit p-Azo-Chlor-Benzol bzw. p-Azo-Nitro-Benzol, weil alle diese Moleküle, abgesehen von der Raumerfüllung, ähnlich aussehen. Bei Stereo-Isomeren liegen die Verhältnisse jedoch ganz anders. Ein Antikörper gegen die linksdrehende Weinsäure ist nicht auch gleichzeitig gegen die rechtsdrehende Weinsäure spezifisch. Das kommt daher, daß in diesem Fall die räumliche Struktur ganz anders aussieht.

Herr Jaenicke: Wie kommt es biochemisch zu den dramatischen Ereignissen der raschen Zellteilungen nach dem Auftreffen eines Liganden auf einen Rezeptor? Was löst die starke Proliferation aus?

Herr Hilschmann: Im Grunde genommen ist darüber noch nichts bekannt. Man weiß nur, daß ein Hapten allein, wenn es mit dem Rezeptor in Berührung kommt, nicht genügt. Es muß sich, soll es zu einer Zellproliferation kommen, mindestens um ein bivalentes Antigen handeln. Es stellt sich dann die Frage, ob durch diesen Kontakt mit einem bivalenten Antigen die räumliche Struktur des Rezeptors verändert, oder ob nur verschiedene Rezeptoren miteinander, über das Antigen, verknüpft werden müssen. Dieselbe Frage stellt sich übrigens bei der Aktivierung des Komplement-Systems. In beiden Fällen ist der genaue Mechanismus noch unbekannt, insbesondere wie die Veränderung an der Zelloberfläche schließlich zur Zellteilung führt.

Herr Jaenicke: Weiß man etwas über den Mechanismus, der die Zuckerkette an das Protein anhängt? Sind daran Membranlipide beteiligt?

Herr Hilschmann: Der Zucker wird nach erfolgter Proteinbiosynthese an das Protein angehängt, und zwar entweder über eine O- oder eine N-glykosidische Bindung und ein Zucker nach dem anderen.

Herr Hess: Sie haben erwähnt, daß die Stammzellen in determinierte Zellen umgewandelt werden, aber den Auslösemechanismus für diese Umwandlung offengelassen, der doch wohl der entscheidende Schritt zur Differenzierung ist. Ich wäre Ihnen dankbar, wenn Sie dazu noch etwas sagen könnten.

Weiter haben Sie erwähnt, daß es bei diesem Schritt zur Genfusion kommt. Hat man diese Fusion inzwischen chemisch nachgewiesen?

Herr Hilschmann: Wir betrachten die Gentranslokation und Fusion als den entscheidenden Schritt in der Differenzierung der multiplen Stammzelle zur determinierten, unipotenten B-Zelle. In der undifferenzierten Zelle liegen V- und C-Gene getrennt vor, in der differenzierten Zelle sind beide Teil-Gene zu einem Voll-Gen verschmolzen.

Daß diese Verschmelzung tatsächlich auf DNA-Ebene stattfindet, dafür gibt es zwei Beweise.

Ein indirekter Beweis ist in den sog. H-chain-disease-Proteinen gegeben. Hier liegt ein pathologisches Protein vor, bei dem die H-Kette durch eine große Deletion gekennzeichnet ist. Diese Deletion umfaßt vielfach benachbarte Abschnitte der V- und C-Teile. Da diese Deletion auf DNA-Ebene stattfindet, müssen die V- und C-Gene, die in der Stammzelle räumlich getrennt sind, in der differenzierten Zelle verschmolzen gewesen sein.

Ein weiterer mehr direkter Beweis ergibt sich aus Versuchen, die V- und C-Gene direkt zu isolieren. In einer undifferenzierten Zelle gelingt es, die V-Gene einzeln zu isolieren, in der differenzierten Zelle dagegen wird das C-Gen zusammen mit dem V-Gen isoliert.

Wodurch die Gentranslokation und Fusion ausgelöst wird, ist dagegen noch unbekannt. Sicher ist das Antigen nicht der auslösende Faktor, da das Antigen auf eine bereits determinierte Zelle trifft, bei der dieser Translokations- und Fusionsvorgang bereits erfolgt ist.

Herr Zenk: Ist Ihr Modell wirklich so zu verstehen, daß man sich vorstellen muß, daß erst das V-Gen geschnitten wird, dann auf das C-Gen übertragen und mit ihm verschweißt wird, um ein vollständiges Immunglobulin-Gen zu ergeben?

Die Frage wäre: Haben Sie ganz spezifische Enzyme, die so ähnlich wie Restriktions-Endonukleasen wirken? Es wäre nun ungewöhnlich interessant, diese Enzyme auch bei der Plasmid-Forschung einzusetzen. Sind diese Enzyme bereits bekannt?

Herr Hilschmann: Wir haben genau denselben Gedanken gehabt, den Sie jetzt anschneiden. Selbstverständlich muß die Gentranslokation und Fusion nach einem Mechanismus verlaufen, der nach dem Prinzip ‚break and join' arbeitet. Für den ‚break' bieten sich Enzyme wie die Restriktionsendonukleasen an. Diese Enzyme sind bei Eukaryonten bisher nicht nachgewiesen worden. Dennoch haben wir nach Palindromen gesucht, von denen man weiß, daß sie die Erkennungsregion für diese Enzyme sind. Leider ist die Nukleinsäurestruktur des Immunglobulinmessengers nur bruchstückhaft bekannt. Aufgrund der Degeneriertheit des Codes können allein aus der Proteinstruktur an vielen Stellen Palindrome abgeleitet werden. Es ist jedoch auffallend, daß es uns gelungen ist, gerade am Übergang vom V- zum C-Teil für alle Ketten solche hypothetischen Palindrome zu konstruieren, was für die übrigen Bereiche des V- und C-Teiles nicht geht.

Auch bei der H-chain-desease lassen sich an den Rändern der Deletionen solche Palindrome postulieren. Das läßt zumindest den Schluß zu, daß die Existenz eines Enzyms, das ähnlich wie eine Restriktionsendonuklease arbeitet, nicht ausgeschlossen ist, und daß in Zukunft mit größeren Anstrengungen nach diesem Enzym gesucht werden sollte. Von besonderem Interesse in diesem Zusammenhang ist auch die Struktur des Messengers am V-C-Übergang, die ebenfalls bis jetzt nicht bekannt ist.

Herr Feinendegen: Ich muß eine Frage zu der Gen-Translokation stellen. Ist es wirklich ausgeschlossen, daß bei dem Prozeß der Gen-Translokation interzelluläre Gen-Austausch-Vorgänge gestattet sind? Wird das noch diskutiert?

Herr Hilschmann: Es stimmt, daß diese Frage immer wieder in Diskussionen auftaucht. So wurde z. B. diskutiert, ob nicht ein variables Gen von einer Zelle auf die andere übertragen werden könnte und so eine Ausbreitung der Information stattfindet.

Die Befunde sprachen jedoch eindeutig dagegen. Es gibt nämlich Tiere, bei denen die Immunglobuline genetische Marker sowohl auf dem variablen als auch auf dem konstanten Abschnitt tragen. Mit Hilfe dieser Marker konnte man feststellen, daß zwischen den variablen und den konstanten Teilen eine genetische Kopplung besteht. Das wäre bestimmt nicht der Fall, wenn die variablen Teile interzellulär ausgetauscht werden könnten. Zumindest wird hierdurch der interzelluläre Austausch sehr unwahrscheinlich.

Im übrigen sind diese Marker der variablen Teile auch benutzt worden, um mit Hilfe von Crossing-over-Experimenten festzustellen, wieviele V-Gene in einem V-Gen-Satz vorhanden sind. Wie EICHMANN gefunden hat, sind bei den H-Ketten der Maus etwa 4000 V-Gene vorhanden.

Herr Schmidt: Sie haben das Diagramm gezeigt von der Stammzelle auf den entscheidenden Schritt, wo der Differenzierungsvorgang stattfindet und haben erkennen lassen, daß Sie eine Antigen-determinante Differenzierung nicht für wahrscheinlich halten oder ausschließen.

Würde das bedeuten, wenn man es etwas überspitzt formuliert, daß Sie auch die Ansicht vertreten, daß Antikörper-Synthesen grundsätzlich nur möglich sind aufgrund einer genetischen Determinierung, die innerhalb der 300 Millionen Jahre vorhanden ist, die Sie zitiert haben? Und bedeutet das z. B., daß Krankheiten, wie bestimmte Virusinfektionen, Hepatitis A und B, gegen die ein menschlicher Organismus zur Zeit nicht immunisierbar ist, vielleicht – bitte, verstehen Sie richtig – so spät in der Evolutionsphase aufgetreten sind, daß sie genetisch nicht determinierbar wären, während z. B. eine Infektion wie die Masern offenbar genetisch von uns so beherrscht werden kann, daß eine einmalige Erkrankung zeitlebens immunisiert, während man die Hepatitis laufend wiederbekommen kann?

Herr Hilschmann: Ich darf vielleicht mit dem zweiten Teil beginnen und an Sie eine Frage stellen. Ist es tatsächlich so, daß man bei der Hepatitis keine Antikörper hat?

Herr Schmidt: Schwach jedenfalls. Der gegenwärtige Stand ist so, daß es sehr schwierig ist, in bestimmten Hepatitisformen Antikörper nachzuweisen.

Ich möchte einmal unterstellen, daß das vielleicht in ein paar Jahren auch noch stimmt. Es kann sein, daß meine Formulierung in ein paar Jahren nicht mehr zutrifft.

Herr Hilschmann: Nun zum ersten Teil Ihrer Frage, nämlich, ob das Immunsystem, dessen Spezifität sich im Laufe der Evolution entwickelt hat, auf alle, d. h. auch auf neue Antigene, vorbereitet ist.

Ich darf diese Frage mit einem Experiment beantworten, das gleichzeitig klar macht, daß die Immunantwort noch viel komplizierter ist, als ich sie dargestellt habe.

McDevitt und Sela haben z. B. entdeckt, daß gegen bestimmte synthetische Antigene CBA-Mäuse anders reagieren als C57bl-Mäuse. Die eine Maus ist ein high responder, die andere ein low responder. Hier könnte man sich vorstellen, daß die eine Maus bestimmte V-Gene nicht enthält. Es hat sich aber herausgestellt, daß das nicht der Fall ist. Die F1-Generation aus CBA- und C57bl-Mäusen bildet nämlich Antikörper, bei denen man aufgrund der Marker, die auf den Antikörpern vorhanden sind, nachweisen kann, daß sie von beiden Eltern kommen. Das bedeutet, daß die Immunantwort auch noch von anderen Faktoren abhängt als von den Strukturgenen der Antikörper.

Wir wissen heute, daß die Ir-Region bestimmt, ob es zu einer Antikörperproduktion kommt oder nicht. Eine feinere Analyse hat gezeigt, daß auch die low responder zunächst einmal IgM produzieren, aber den Übergang vom IgM auf IgG nicht schaffen.

Den Strukturgenen der Immunglobuline ist ein weiteres genetisches System übergeordnet, das bestimmt, ob ein im Genom vorhandenes V-Gen ausgedrückt wird oder nicht.

Das zeigt an, wie vorsichtig man sein muß, wenn man aus dem Ausbleiben einer Immunreaktion auf das Nicht-Vorhandensein eines bestimmten V-Genes schließen will.

Herr Schmidt: Würde das aber, wenn man es auch noch einmal etwas hypothetisch formuliert, bedeuten, daß, wenn in der Natur eine Mutation von Viren stattfindet, gegen die wir Antikörper bilden können, gegen eine solche Mutation alle Wirbeltiere, die keine Antikörper haben, immer schutzlos sein würden?

Herr Hilschmann: Nein, das glaube ich nicht. Ihre Frage berührt aber ein immunologisches Grundphänomen, das immer wieder auf Verständnisschwierigkeiten stößt. Die Frage lautet: Wie ist es möglich, daß der Organismus Antikörper bildet gegen Antigene, die in der Natur normalerweise gar nicht vorkommen. Ich gebe zu, daß es hier zu Verständigungsschwierigkeiten kommen muß. Diese Schwierigkeiten bestehen anscheinend nicht, wenn es sich um Antikörper handelt, die gegen Antigene gerichtet sind, die in der Natur ständig vorhanden sind. Es ist irgendwie einleuchtend, daß der Organismus z. B. durch ein pathogenes Virus Antikörper entwickelt, da sich für ihn dadurch ein Selektionsvorteil ergibt. Eine genauere Analyse dieses Vorgangs zeigt jedoch, daß die Verhältnisse nicht so einfach liegen. Denn eine Selektion kann ja nur stattfinden, wenn vorher durch Evolution, und d. h. ungerichtet, eine Reihe von Antikörpern entstanden sind, die spezifisch gegen das Virus gerichtet sind. Und selbst dann wird die Selektion nicht zu einem ‚Alles oder Nichts' führen, denn das Immunsystem bildet ja gegen das Virus nicht *einen* Antikörper, sondern 20 oder 50. Würde durch Deletion eines der dafür verantwortlichen V-Gene ausfallen, würde das für die Selektion nur einen sehr geringen Nachteil bedeuten, da immer noch genügend Antikörper vorhanden sind, die die Immunität sicherstellen.

An diesem Beispiel will ich klarmachen, daß es wahrscheinlich eine Selektion für ein ganz bestimmtes V-Gen gar nicht gibt. Die Selektion findet vielmehr in Richtung auf eine optimale Anzahl von V-Genen statt, wodurch garantiert wird, daß immer genügend Antikörper gegen alle Antigene vorhanden sind, auch gegen solche Antigene, die in der Natur normalerweise nicht vorkommen.

Herr Straub: Weiß man etwas über die Geschwindigkeit, in der Rezeptoren gemacht werden? Muß man sich dafür die Werte von Escherichia coli vorstellen?

Herr Hilschmann: Es handelt sich dabei um Zeiten, die größenordnungsmäßig bei Minuten oder Stunden liegen.

Man kann die Rezeptoren auf der Zelloberfläche z. B. dadurch beseitigen, daß man sie mit einem bifunktionellen Hapten oder Antikörper vermehrt. Die zunächst gleichmäßig auf der Zelloberfläche verteilten Rezeptoren fließen dann zusammen, zunächst zu Stippchen, dann zu Kappen, um schließlich an den Polen in das Zellinnere zu verschwinden. Nach einiger Zeit, die größenordnungsmäßig bei Stunden bis Minuten liegt, sind die Rezeptoren jedoch wieder vorhanden.

Herr Wetter: Ich darf noch kurz an das anknüpfen, was Herr Schmidt sagte in bezug auf das Verständnis oder auf die Schwierigkeiten des Verständnisses. Der Chemiker hat keine Schwierigkeiten zu verstehen, daß für jedes Antigen oder Hapten ein passender Antikörper da ist. Der Biologe kann das evolutionistisch vielleicht etwas schwerer verstehen.

Es kommt dann – und das hatten Sie in Ihren Ausführungen anklingen lassen – das Problem hinzu: Antikörper gegen alles, nur nicht gegen das eigene Selbst, gegen das immunologische Selbst.

Meinen Sie nicht, daß da eventuell ein Ansatzpunkt liegt für die Entwicklung der Spezifität im Antikörperproblem? Wenn wir von zwei Zellen ausgehen, dann müssen diese sich vertragen, um gegenseitig gute Nachbarschaft zu halten. Von daher könnte man sich denken, daß bestimmte Strukturen vorgegeben sind, die toleriert werden müssen.

Irgendwann – das ist spekulativ – muß dieser Prozeß des Erkennens angefangen haben, wenn wir von Spezifität sprechen. Von daher gibt es vielleicht Ansatzpunkte. Nicht zuletzt deshalb ist die etwas provozierende These aufgestellt worden, daß, wenn solche Störungen des Erkennungsmechanismus vorkommen, man dann mit großer Wahrscheinlichkeit recht habe, wenn man tippen würde: Dieser Autoantikörper, der dann gebildet wird, ist gegen ein Selbst-Antigen, gegen das immunologische Selbst gerichtet. Das wäre dann ein ‚echter' Autoantikörper. JERNE hat das provozierend etwa so formuliert – provozierend, weil wir in der Identifizierung von Autoantigenen auch noch nicht weit gediehen sind.

Herr Hilschmann: Sie sprechen in der Tat ein sehr vielseitiges Problem an, nämlich, warum hat der Organismus normalerweise keine Antikörper gegen körpereigene Substanzen? Sind diese Klone nicht vorhanden oder nur unterdrückt?

Sie haben völlig zu Recht darauf hingewiesen, daß der Ansatzpunkt zur Lösung dieses Problems beim Studium der Autoimmunkrankheiten liegt, wo Antikörper gegen körpereigene Substanzen nachgewiesen werden können.

Ich könnte mir vorstellen, daß Autoimmunkrankheiten im Prinzip auf zweierlei Weise zustandekommen. Einmal dadurch, daß ein Antigen, das normalerweise vorhanden ist, aber vom Blutstrom ausgeschlossen ist, nun plötzlich mit dem Blut und damit mit Antikörpern in Berührung kommt. Da der Organismus nicht tolerant gegen dieses Antigen ist, wird es als ‚fremd' oder ‚neu' empfunden, und es werden Antikörper gebildet. Die Immunantwort wird so ablaufen, wie wenn es sich um ein von außen eingebrachtes Antigen handelt, d. h., die Immunantwort wird polyklonal sein.

Viel wichtiger ist jedoch die zweite Art von Autoimmunerkrankungen, bei denen kein neues Antigen auftaucht, sondern ein ‚neuer' Antikörper, z. B. aus einem bisher unterdrückten Klon. Hier wird es nämlich bereits dann zu einer Autoimmunerkrankung kommen, wenn für *einen* dieser ‚forbidden clones' die Suppression aufgehoben wird. In der Tat sind eine ganze Reihe von Autoimmunkrankheiten monoklonal, weit mehr, als man normalerweise annehmen würde.

Ich glaube, daß es für den Kliniker eine lohnende Aufgabe ist, sich dieser Autoimmunantikörper anzunehmen. Handelt es sich bei diesen monoklonalen Autoimmunantikörpern tatsächlich um ein ‚forbidden clon', dürfte er bei normalen Personen nicht nachweisbar sein. Im Gegensatz zu den polyklonalen Antikörpern gegen ‚neue' Antigene, die auch bei Normalpersonen vorhanden sein müßten.

Auf diese Art und Weise ergäbe sich ein Weg, um das Problem der Immuntoleranz experimentell angehen zu können. Gerade die Kliniker könnten hier einen großen Beitrag leisten.

Veröffentlichungen
der Arbeitsgemeinschaft für Forschung des Landes Nordrhein-Westfalen
jetzt der Rheinisch-Westfälischen Akademie der Wissenschaften

Neuerscheinungen 1972 bis 1977

Vorträge N
Heft Nr.

NATUR-, INGENIEUR- UND
WIRTSCHAFTSWISSENSCHAFTEN

Heft Nr.	Autor	Titel
221	Günter Ecker, Bochum	Klassische Probleme der Gaselektronik in moderner Sicht
	Werner Rieder, Zürich	Plasma als Schaltmedium
222	Sven Effert, Aachen	Biomedizinische Technik
	Ludwig E. Feinendegen, Jülich	Nuklearmedizin im interdisziplinären Feld der Großforschung
223	Peter A. Klaudy, Graz	Energieübertragung durch tiefgekühlte, besonders supraleitende Kabel
	Theodor Wasserrab, Aachen	Elektrospeicherfahrzeuge
224	Karl Steimel, Frankfurt/M.	Spurgeführter Schnellverkehr – Schnellverkehr auf der Grundlage des Rad-Schiene-Systems
	Herbert Weh, Braunschweig	Berührungsfreie Fahrtechnik für Schnellbahnen
225	Hans-Jürgen Engell, Düsseldorf	Sonderfälle der Korrosion der Metalle
	Winfried Dahl, Aachen	Die mechanischen Eigenschaften der Stähle – wissenschaftliche Grundlagen und Forderungen der Praxis
226	Wilhelm Dettmering, Essen	Entwicklungsschritte zur Überschallverdichterstufe
	Friedrich Eichhorn, Aachen	Verfahrenstechnische Entwicklung der Schweißtechnik und ihre Bedeutung für die industrielle Fertigung
227	Pierre Jollès, Paris	From Lysozymes to Chitinases: Structural, Kinetic and Crystallographic Studies
	Hugo W. Knipping, Köln	Tuberkulosebekämpfung in Tropenländern
228	Emanuel Vogel, Köln	Hückel-Aromaten
229	Gaston Dupouy, Toulouse	Microscopie électronique sous haute tension
	Jacques Labeyrie, Gif-sur-Yvette	L'astronomie des hautes énergies
230	André Lichnerowicz, Paris	Mathématique, Structuralisme et Transdisciplinarité
231	Donato Palumbo, Brüssel	Die Thermonukleare Fusion – ihre Aussichten, Probleme und Fortschritte – innerhalb der Europäischen Gemeinschaft
232	Oswald Kubaschewski, Teddington (England)	Praktische Anwendung der metallchemischen Thermodynamik
	Bruno Predel, Münster	Thermodynamik und Aufbau von Legierungen – einige neuere Aspekte
233	Klaus Wagener, Jülich	Entwicklung der irdischen Atmosphäre durch die Evolution der Biosphäre
234	Eduard Mückenhausen, Bonn	Die Produktionskapazität der Böden der Erde
	Hermann Flohn, Bonn	Globale Energiebilanz und Klimaschwankungen
235	Bernhard Sann, Aachen	Die Senkung der Maschinenleistung bei Steigerung der Gewinnungsleistung und die Einsteuerung von Maschinen für die schälende Gewinnung von Steinkohle
	Lothar Freytag, Westfalia Lünen	Möglichkeiten der Verwirklichung von Forschungs- und Versuchsergebnissen in der Konstruktion von Maschinen für die schälende Kohlengewinnung
236	Werner Reichardt, Tübingen	Verhaltensstudie der musterinduzierten Flugorientierung an der Fliege *Musca domestica*
	Werner Nachtigall, Saarbrücken	Biophysik des Tierflugs
237	Henry C. J. H. Gelissen, Wassenaar (Niederlande)	Maßnahmen zur Förderung der regionalen Wirtschaft, gesehen im Blickfeld der EWG
	Horst Albach, Bonn	Kosten- und Ertragsanalyse der beruflichen Bildung
238	Victor Potter Bond, Upton (USA)	The Impact of Nuclear Power on the Public: The American Experience
239	Hennig Stieve, Jülich	Mechanismen der Erregung von Lichtsinneszellen
240	Edmund Hlawka, Wien	Mathematische Modelle der kinetischen Gastheorie
241	Werner Buckel, Karlsruhe	Aktuelle Probleme der Supraleitung
	Werner Schilling, Jülich	Zwischengitteratome in Metallen

242	Reimar Lüst, München	Plasma-Experimente im Weltraum
243	Giuseppe Montalenti, Rome	Recent advances in the understanding of some selective mechanisms in man
	G. H. Ralph von Koenigswald, Frankfurt/M.	Entwicklungstendenzen der frühen Hominiden
244	Volker Aschoff, Aachen	Aus der Geschichte der Nachrichtentechnik
245	Lucien Coche, Paris	Angewandte Forschung für die Stahlerzeugung in den Unternehmen, auf nationaler Ebene und in der Europäischen Gemeinschaft
	Ludwig von Bogdandy, Duisburg	Wechselwirkungen zwischen physikalisch-chemischer Grundlagenforschung, theoretischer Metallurgie und großindustrieller Stahlerzeugung
246	Theodor Wieland, Heidelberg	Cyclische Peptide als Werkzeuge der molekularbiologischen Forschung
	Karl-Dietrich Gundermann, Clausthal-Zellerfeld	Grundlagen und Anwendungsmöglichkeiten von Chemilumineszenz, der Umwandlung von chemischer Energie in Licht
247	Martin J. Beckmann, München und Providence, R. I.	Wirtschaftliches Wachstum bei erschöpfbaren Ressourcen
	Peter Schönfeld, Bonn	Neuere Beiträge zur statistischen Behandlung autoregressiver Regressionsmodelle
248	Hermann Haken, Stuttgart	Quantenoptik, Laser, nichtlineare Optik
249	Werner Hauss, Münster	Über Erkrankungen des Herzens und der Gefäße im Alter, insbesondere über den Herzinfarkt und seine Behandlung
	Wolfgang Lutzeyer, Aachen	Die Behandlung des Blasensteins
250	Helmut Holzer, Freiburg/Br.	Regulation der Lebensvorgänge auf Enzymebene
251	Hans Ebner, Aachen	Grundlagen zum Entwurf von Plattformen und Behältern für die Meerestechnik
	Helmut Domke, Aachen	Probleme bei der Verwendung von Kunststoffen für tragende Konstruktionen
252	Walter Ameling, Aachen	Technische Aspekte der Informatik
	Walter L. Engl, Aachen	Prognosekriterien für technologische Entwicklungen der Elektronikindustrie
253	Kurt Hamdorf, Bochum	Primärprozesse beim Sehen der Wirbellosen
	Dietrich von Holst, München	Sozialer Streß bei Tier und Mensch
254	Hans Kuhn, Göttingen	Evolution selbstorganisierender chemischer Systeme
	Günther Wilke, Mülheim a. d. Ruhr	Zur Leistungsfähigkeit homogener Übergangsmetall-Katalysatoren
255	Erich Potthoff, Düsseldorf	Grundriß einer speziellen Betriebswirtschaftslehre der Hochschule
	Wilhelm Krelle, Bonn	Wirtschaftliche Auswirkungen der Ausweitung des Bildungssystems in der Bundesrepublik Deutschland
256	Joachim Kowalewski, Aachen	Neuere Erkenntnisse über Schwingungen von Bauwerken im Wind
	Oskar Pawelski, Düsseldorf	Wege und Grenzen der Plastomechanik bei der Anwendung in der Umformtechnik
257	Joseph Straub, Köln	Fortschritte in der Kultur von Pflanzenzellen – neue Züchtungsmethoden
	Meinhart H. Zenk, Bochum	Das physiologische Potential pflanzlicher Zellkulturen
258	Hans Cottier, Bern	Die Lebensgeschichte der Lymphozyten und ihre Funktionen
	Sven Effert, Aachen	Über einige neuere Möglichkeiten der Herzdiagnostik
259	Dietrich Welte, Aachen	Anwendung der organischen Geochemie für die Erdölexploration
	Werner Schreyer, Bochum	Hochdruckforschung in der modernen Gesteinskunde
260	Ilya Prigogine, Brüssel	L'Ordre par Fluctuations et le Système Social
	Josef Meixner, Aachen	Entropie einst und jetzt
261	Horst E. Müser, Saarbrücken	Grundlagen und Anwendungen der Ferroelektrizität
	Heinz Bittel, Münster	Das Rauschen, ein ebenso interessantes wie störendes Phänomen
262	Ekkehard Grundmann, Münster	Vorstadien des Krebses
	Norbert Hilschmann, Göttingen	Das Antikörperproblem, ein Modell für das Verständnis der Zelldifferenzierung auf molekularer Ebene
264	Wolfgang Pitsch, Düsseldorf	Thermodynamik der Eisenmischkristalle
	Bernhard Ilschner, Erlangen	Innere Regelkreise bei der Hochtemperatur-Verformung kristalliner Festkörper

ABHANDLUNGEN

Band Nr.

27	*Ahasver von Brandt, Heidelberg,* *Paul Johansen, Hamburg,* *Hans van Werveke, Gent,* *Kjell Kumlien, Stockholm,* *Hermann Kellenbenz, Köln*	Die Deutsche Hanse als Mittler zwischen Ost und West
28	*Hermann Conrad †, Gerd Kleinheyer, Thea Buyken und Martin Herold, Bonn*	Recht und Verfassung des Reiches in der Zeit Maria Theresias. Die Vorträge zum Unterricht des Erzherzogs Joseph im Natur- und Völkerrecht sowie im Deutschen Staats- und Lehnrecht
29	*Erich Dinkler, Heidelberg*	Das Apsismosaik von S. Apollinare in Classe
30	*Walther Hubatsch, Bonn,* *Bernhard Stasiewski, Bonn,* *Reinhard Wittram †, Göttingen,* *Ludwig Petry, Mainz, und* *Erich Keyser, Marburg (Lahn)*	Deutsche Universitäten und Hochschulen im Osten
31	*Anton Moortgat, Berlin*	Tell Chuēra in Nordost-Syrien. Bericht über die vierte Grabungskampagne 1963
32	*Albrecht Dihle, Köln*	Umstrittene Daten. Untersuchungen zum Auftreten der Griechen am Roten Meer
33	*Heinrich Behnke und* *Klaus Kopfermann (Hrsg.),* *Münster*	Festschrift zur Gedächtnisfeier für Karl Weierstraß 1815–1965
34	*Joh. Leo Weisgerber, Bonn*	Die Namen der Ubier
35	*Otto Sandrock, Bonn*	Zur ergänzenden Vertragsauslegung im materiellen und internationalen Schuldvertragsrecht. Methodologische Untersuchungen zur Rechtsquellenlehre im Schuldvertragsrecht
36	*Iselin Gundermann, Bonn*	Untersuchungen zum Gebetbüchlein der Herzogin Dorothea von Preußen
37	*Ulrich Eisenhardt, Bonn*	Die weltliche Gerichtsbarkeit der Offizialate in Köln, Bonn und Werl im 18. Jahrhundert
38	*Max Braubach †, Bonn*	Bonner Professoren und Studenten in den Revolutionsjahren 1848/49
39	*Henning Bock (Bearb.), Berlin*	Adolf von Hildebrand Gesammelte Schriften zur Kunst
40	*Geo Widengren, Uppsala*	Der Feudalismus im alten Iran
41	*Albrecht Dihle, Köln*	Homer-Probleme
42	*Frank Reuter, Erlangen*	Funkmeß. Die Entwicklung und der Einsatz des RADAR-Verfahrens in Deutschland bis zum Ende des Zweiten Weltkrieges
43	*Otto Eißfeldt †, Halle, und* *Karl Heinrich Rengstorf* *(Hrsg.), Münster*	Briefwechsel zwischen Franz Delitzsch und Wolf Wilhelm Graf Baudissin 1866–1890
44	*Reiner Haussherr, Bonn*	Michelangelos Kruzifixus für Vittoria Colonna. Bemerkungen zu Ikonographie und theologischer Deutung
45	*Gerd Kleinheyer, Regensburg*	Zur Rechtsgestalt von Akkusationsprozeß und peinlicher Frage im frühen 17. Jahrhundert. Ein Regensburger Anklageprozeß vor dem Reichshofrat. Anhang: Der Statt Regenspurg Peinliche Gerichtsordnung
46	*Heinrich Lausberg, Münster*	Das Sonett *Les Grenades* von Paul Valéry
47	*Jochen Schröder, Bonn*	Internationale Zuständigkeit. Entwurf eines Systems von Zuständigkeitsinteressen im zwischenstaatlichen Privatverfahrensrecht aufgrund rechtshistorischer, rechtsvergleichender und rechtspolitischer Betrachtungen
48	*Günther Stökl, Köln*	Testament und Siegel Ivans IV.
49	*Michael Weiers, Bonn*	Die Sprache der Moghol der Provinz Herat in Afghanistan
50	*Walther Heissig (Hrsg.), Bonn*	Schriftliche Quellen in Mogolī. 1. Teil: Texte in Faksimile
51	*Thea Buyken, Köln*	Die Constitutionen von Melfi und das Jus Francorum
52	*Jörg-Ulrich Fechner, Bochum*	Erfahrene und erfundene Landschaft. Aurelio de'Giorgi Bertòlas Deutschlandbild und die Begründung der Rheinromantik

53	Johann Schwartzkopff (Red.), Bochum	Symposium ‚Mechanoreception'
54	Richard Glasser, Neustadt a. d. Weinstr.	Über den Begriff des Oberflächlichen in der Romania
55	Elmar Edel, Bonn	Die Felsgräbernekropole der Qubbet el Hawa bei Assuan. II. Abteilung. Die althieratischen Topfaufschriften aus den Grabungsjahren 1972 und 1973
56	Harald von Petrikovits, Bonn	Die Innenbauten römischer Legionslager während der Prinzipatszeit
57	Harm P. Westermann u. a., Bielefeld	Einstufige Juristenausbildung. Kolloquium über die Entwicklung und Erprobung des Modells im Land Nordrhein-Westfalen
58	Herbert Hesmer, Bonn	Leben und Werk von Dietrich Brandis (1824–1907) – Begründer der tropischen Forstwirtschaft. Förderer der forstlichen Entwicklung in den USA. Botaniker und Ökologe
59	Michael Weiers, Bonn	Schriftliche Quellen in Moġolī, 2. Teil: Bearbeitung der Texte
60	Reiner Haussherr, Bonn	Rembrandts Jacobssegen Überlegungen zur Deutung des Gemäldes in der Kasseler Galerie

Sonderreihe
PAPYROLOGICA COLONIENSIA

Vol. I
Aloys Kehl, Köln — Der Psalmenkommentar von Tura, Quaternio IX (Pap. Colon. Theol. 1)

Vol. II
Erich Lüddeckens, Würzburg,
P. Angelicus Kropp O. P., Klausen,
Alfred Hermann † und Manfred Weber, Köln — Demotische und Koptische Texte

Vol. III
Stephanie West, Oxford — The Ptolemaic Papyri of Homer

Vol. IV
Ursula Hagedorn und Dieter Hagedorn, Köln,
Louise C. Youtie und Herbert C. Youtie,
Ann Arbor — Das Archiv des Petaus (P. Petaus)

Vol. V
Angelo Geißen, Köln — Katalog Alexandrinischer Kaisermünzen der Sammlung des Instituts für Altertumskunde der Universität zu Köln Band I: Augustus-Trajan (Nr. 1–740)

Vol. VI
J. David Thomas, Durham — The epistrategos in Ptolemaic and Roman Egypt. Part 1: The Ptolemaic epistrategos

Vol. VII
Bärbel Kramer und
Robert Hübner (Bearb.), Köln — Kölner Papyri (P. Köln) Band 1

SONDERVERÖFFENTLICHUNGEN

Der Minister für Wissenschaft und Forschung des Landes Nordrhein-Westfalen — Jahrbuch 1963, 1964, 1965, 1966, 1967, 1968, 1969, 1970 und 1971/72 des Landesamtes für Forschung

Verzeichnisse sämtlicher Veröffentlichungen der Arbeitsgemeinschaft für Forschung des Landes Nordrhein-Westfalen, jetzt: Rheinisch-Westfälische Akademie der Wissenschaften, können beim Westdeutschen Verlag GmbH, Postfach 300 620, 5090 Leverkusen 3 (Opladen), angefordert werden.

MIX
Papier aus verantwortungsvollen Quellen
Paper from responsible sources
FSC® C105338

If you have any concerns about our products,
you can contact us on
ProductSafety@springernature.com

In case Publisher is established outside the EU,
the EU authorized representative is:
**Springer Nature Customer Service Center GmbH
Europaplatz 3, 69115 Heidelberg, Germany**

Printed by Libri Plureos GmbH
in Hamburg, Germany